見た目もカラダも変わる!

老けない人の朝ジュース

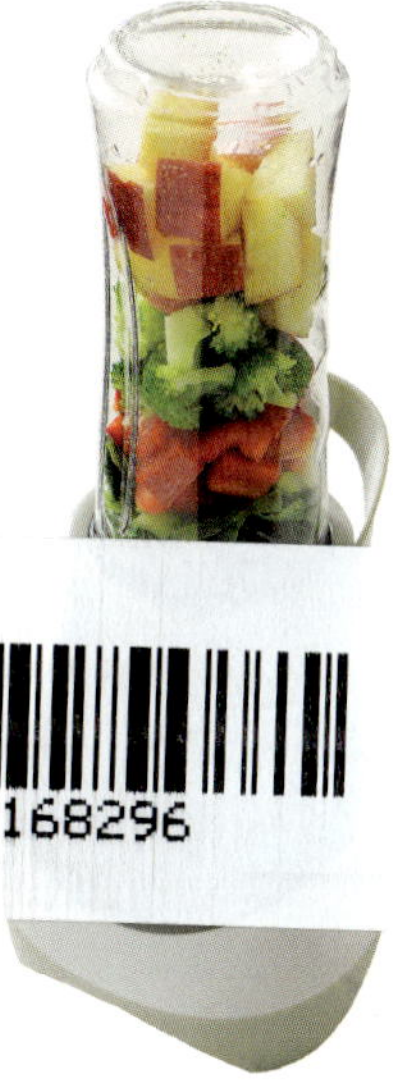

日本抗加齢医学会指導士
森由香子[著]
川上文代[料理]

青春新書
PLAYBOOKS

朝一杯の特製ジュースで、「老けない人」になりましょう！

拙著『老けない人は何を食べているのか』では、日本抗加齢医学会指導士の立場から、見た目もカラダも老けない食べ方を紹介。おかげさまで、ご好評をいただいております。

そこで、「いつまでも若々しくいたい」と願う多くの方々のために、もっと簡単で、もっと無理なく、すぐに実行していただける〈食事からのアンチエイジング〉の方法はないかと考え、ご提案するのが本書の「朝ジュース」です。

シミ、たるみ、活性酸素、血管年齢、体力の衰え…などなど、悩みを改善したり、望みをかなえてくれる、アンチエイジングな食材やその組み合わせを私が選びました。

みなさんは、それぞれの目的に合わせて、材料をミキサーにかけるだけです。

もちろん、効果はあっても、おいしくなければ長続きしません。本書では、私が選んだ食材をもとに、料理家の川上文代先生においしいジュースのレシピを仕立てていただきました。ですから、味もお墨付きです。

毎朝おいしいジュースを飲んで、見た目もカラダも若返りましょう！

見た目もカラダも変わる！
老けない人の朝ジュース……contents

「肌年齢」が若返る朝ジュース

「見た目年齢」が若返る朝ジュース

カラダがサビない朝ジュース

「血管年齢」が若返る朝ジュース

季節に合わせた朝ジュース

本文デザイン…青木佐和子
撮影…………小野岳也
スタイリング…しのざきたかこ

「朝ジュース」レシピの
決めごと

〈材料〉

1人分で、できあがりの分量は約200mℓです。


〈大さじ・小さじ〉

大さじ1は15mℓ、小さじ1は5mℓです。


〈分量〉

g表記、mℓ表記を優先してください。付記したカッコ内の大さじ・コ数・本数・株数などは、あくまでも目安です。


〈調理〉

「ゆでる」「電子レンジで加熱する」などの記載があるもの以外は、すべて生で使用してください。

ミキサーにかけやすいように、野菜や果物はすべて2㎝くらいに切ってください。

かぼちゃ、さつまいも、トマト、りんごなどは、皮つきで使用します。


〈ミキサー〉

本書のレシピは、ジュースミキサーを使用していますが、ミキサー機能があるハンドブレンダーなどでも作れます。


〈飲むタイミング〉

栄養成分が減ってしまったり、酸化したりしてしまうので、作り置きはせず、できたてを飲んでください。

「肌年齢」が若返る朝ジュース

●年齢はどうしても肌に出るもの。
シミやシワがなく、プルプルで弾力のある肌は、
実年齢より、グッと若く見えます。

ブロッコリー＋小松菜＋アボカド

材料

ブロッコリー…30g（2房）
小松菜…20g（1/2株）
アボカド…25g（1/8コ）
はちみつ…小さじ1
水…150㎖

作り方

ブロッコリーは電子レンジで加熱する。
すべての材料をミキサーに入れて撹拌する。

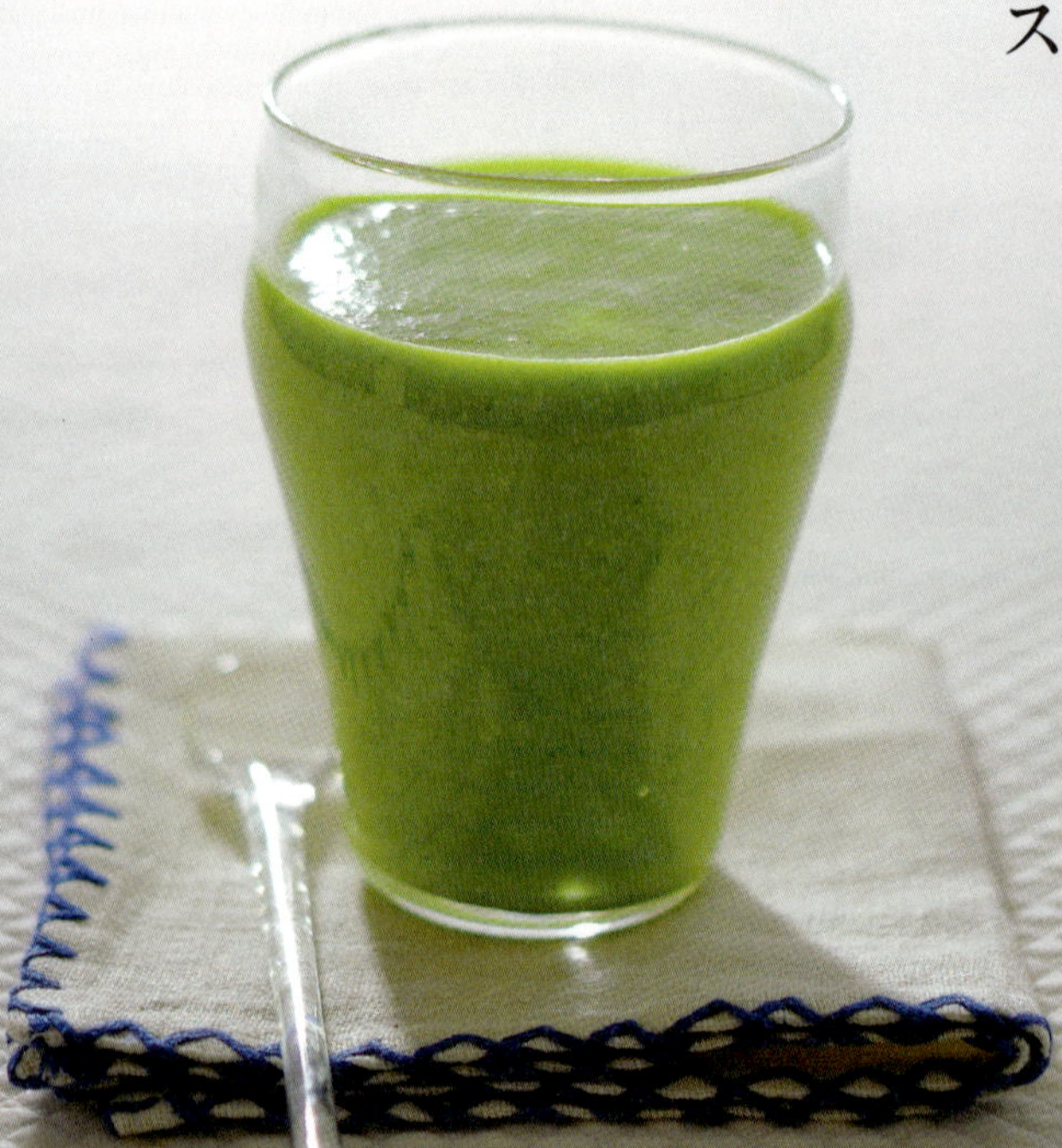

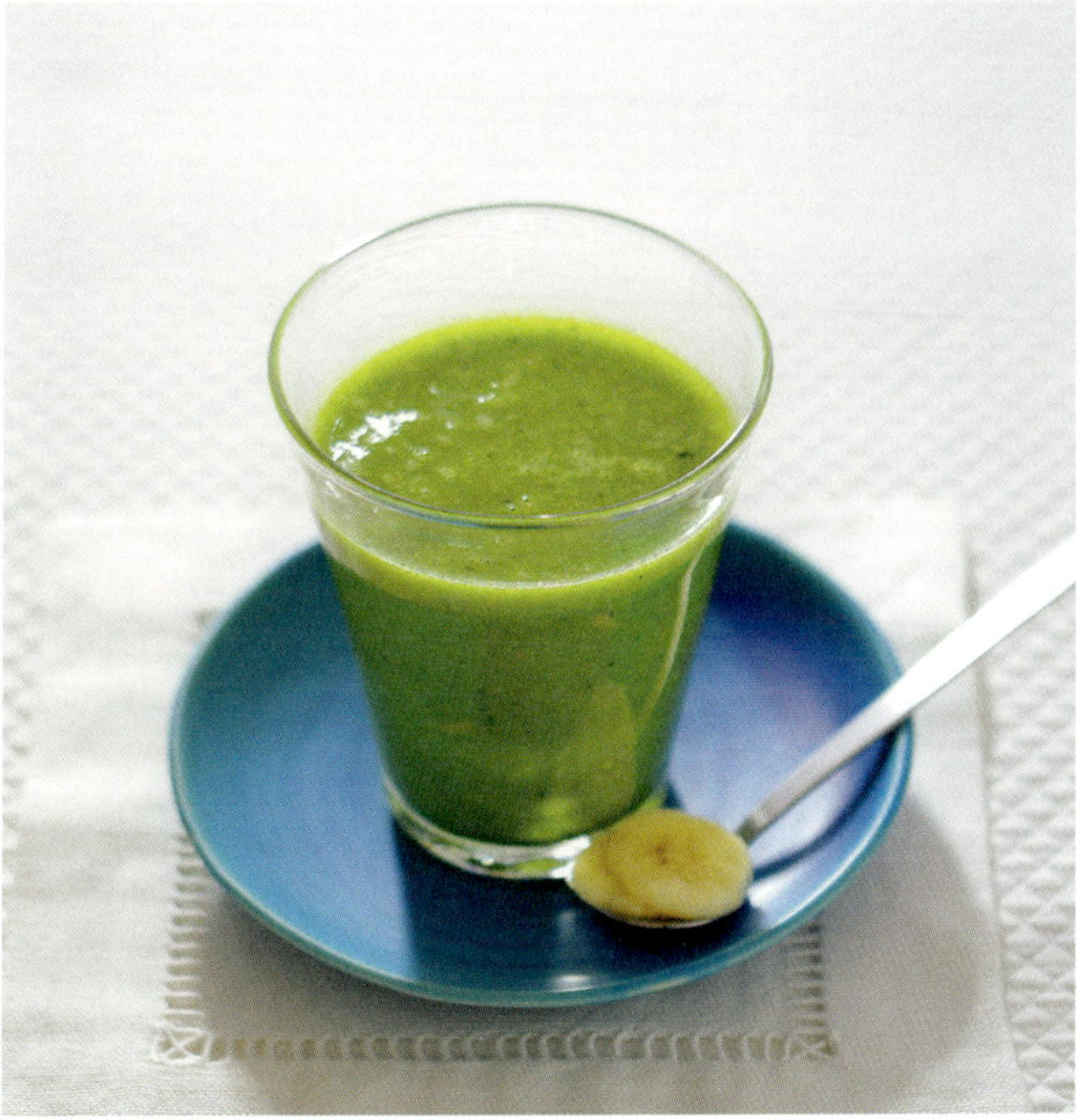

かぼちゃ＋水菜＋バナナ

材料

かぼちゃ…30g（4cm角）
水菜…30g（1/3株）
バナナ…30g（1/5本）
水…130mℓ

作り方

かぼちゃは電子レンジで柔らかくなるまで加熱する。
すべての材料をミキサーに入れて撹拌する。

〈基本の美肌ジュース〉の秘密

ビタミン・エースが、みずみずしい美肌づくりをサポートします

「ビタミン・エース」をご存じでしょうか。

ビタミンA、ビタミンC、ビタミンEの3つのビタミンのことをいいます。ACEなので、エースというわけです。

ビタミン・エースは、みずみずしい美肌づくりには欠かせない栄養素で、老化の原因といわれる活性酸素の働きを抑える力があります。

活性酸素はカラダの細胞を酸化（サビ）させ、正常な働きを阻害します。私たちを悩ませる肌のシミ、シワ、たるみなどは、この活性酸素の仕業です。

美肌づくりに欠かせない栄養素、ビタミン・エースがぎゅうぎゅうに詰まっているのが、〈ブロッコリー＋小松菜＋アボカド〉と〈かぼちゃ＋水菜＋バナナ〉のジュース

です。

色の濃い野菜であるブロッコリー、小松菜、かぼちゃ、水菜は、緑黄色野菜と呼ばれます。緑黄色野菜はβ-カロテンを多く含んでいます。β-カロテンはカラダの中で、必要に応じてビタミンAに変わるのです。

また、緑黄色野菜には、ビタミンCもたっぷり含まれています。

「若返りビタミン」とも呼ばれているビタミンEは、かぼちゃやアボカドに豊富です。バナナは、β-カロテン、ビタミンCを比較的多く含んでいます。

活性酸素から私たちを守ってくれるビタミンA、ビタミンC、ビタミンE。単独でもそれぞれパワーを発揮してくれますが、一緒にとることでお互いに作用し合ってパワーは増大します。

外食が続いて野菜や果物が不足したり、朝食をパスすることが多い人は、肌の不調を感じているはず。放っておくと、あっという間に老け顔になってしまいますよ。毎朝、ビタミン・エースを補給して、美肌づくりに努めましょう。

乾燥肌の改善ジュース

牛乳＋かぼちゃ＋スイートコーン＋亜麻仁油

材料

牛乳…120㎖
かぼちゃ
…40g（4㎝角強）
スイートコーン（缶詰）
…40g
亜麻仁油…小さじ1

作り方

かぼちゃは電子レンジで柔らかくなるまで加熱する。
すべての材料をミキサーに入れて撹拌する。

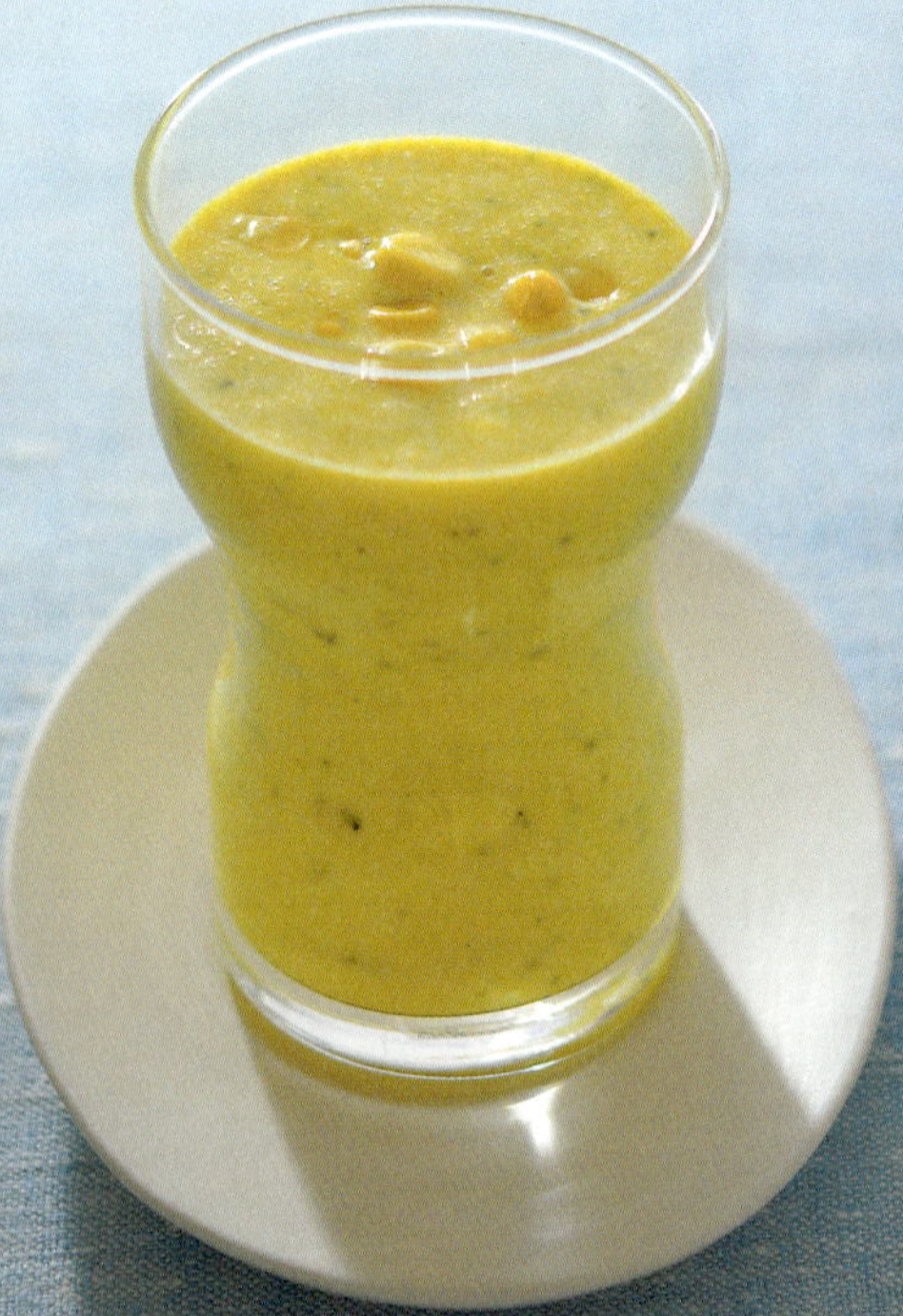

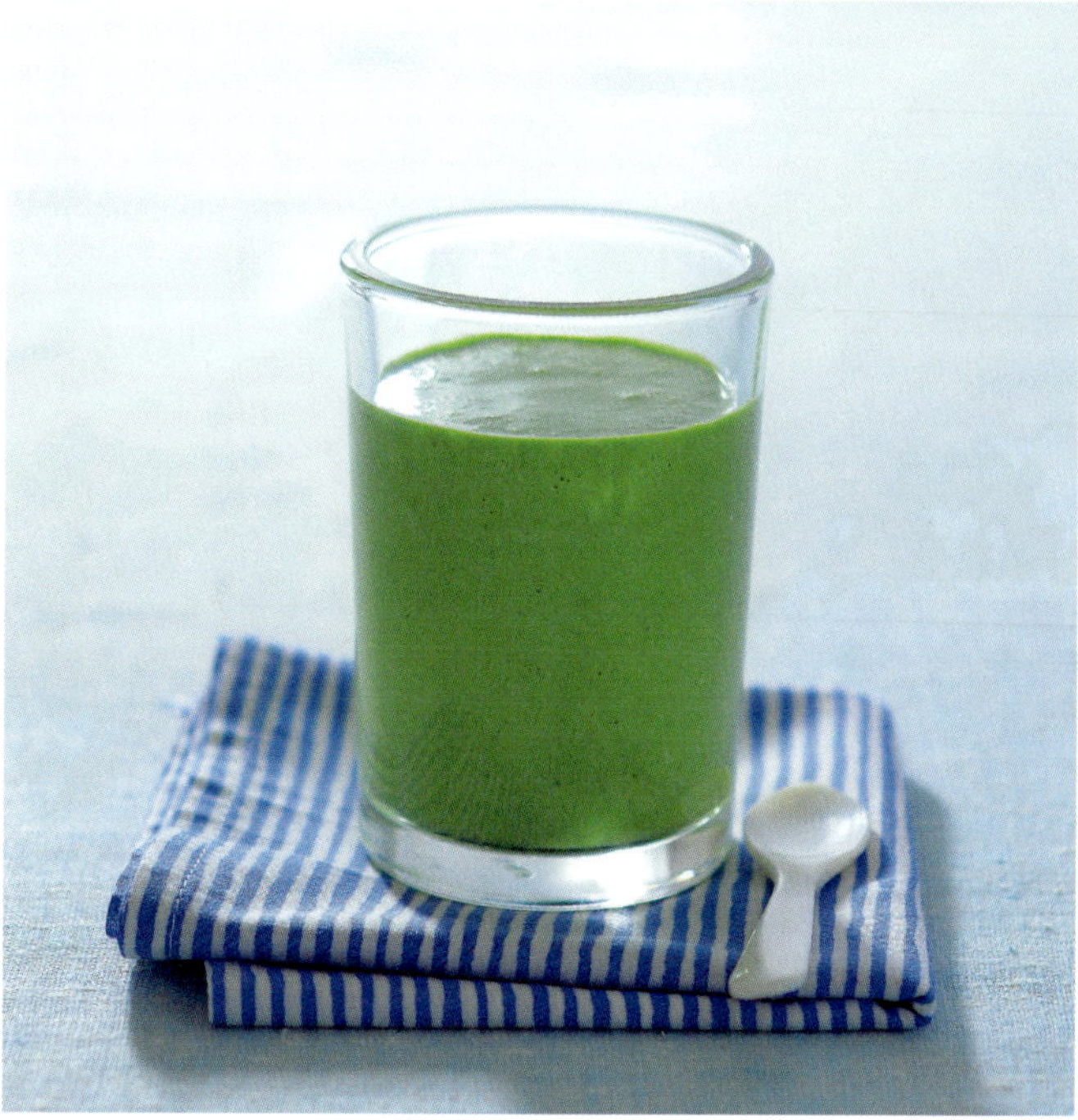

牛乳＋小松菜＋アボカド＋亜麻仁油

材料

牛乳…150㎖
小松菜…60g（1 1/2株）
アボカド…25g（1/8コ）
亜麻仁油…小さじ1
はちみつ…小さじ1

作り方

すべての材料をミキサーに入れて攪拌する。

〈乾燥肌の改善ジュース〉の秘密

カサカサ肌には、緑黄色野菜と亜麻仁油が効果的

肌の乾燥は、いくつか原因があります。

まず、角質層という肌の一番上にあるところの水分量が少なくなることです。

角質層にある細胞の中は、肌のうるおいを保持する天然保湿成分が含まれています。

それが、スポンジのように水分を引き寄せることで、肌の水分量を保っているのです。

この天然保湿成分の多くは、アミノ酸でできています。

〈乾燥肌の改善ジュース〉で使われている牛乳は、良質なたんぱく質源です。たんぱく質はアミノ酸で構成されているので、牛乳には天然保湿成分の原料がたくさん含まれています。

ふたつめの原因は、肌の新陳代謝がうまくいかなくなることです。

この働きには、ビタミンAが関与しているため、不足すると新しい皮膚がつくられなくなり、その結果、肌の表面がカサカサになります。

このビタミンAを多く含む食材が、かぼちゃと小松菜です。

3つめの原因は、皮膚の細胞まで栄養を運ぶ血液の流れです。血流が悪いと、乾燥肌を助長することがあります。血管の働きに影響を及ぼす栄養素がビタミンEです。

ビタミンEは、ビタミンAと同様にかぼちゃや小松菜に、フルーツではアボカドに多く含まれています。

ビタミンEだけでなく、必須脂肪酸も血管の働きに影響を及ぼします。必須脂肪酸はカラダの中で合成することができないため、必ず食べ物からとる必要があります。

その必須脂肪酸を多く含むのが亜麻仁油です。ジュースの中では、スイートコーン、アボカドにも比較的多く含まれています。必須脂肪酸は細胞膜を構成する材料にもなるため、不足するとカサカサの原因となります。そのほかにも、ビタミンAやビタミンEといった脂溶性ビタミンの吸収を助ける働きがあります。

緑黄色野菜と亜麻仁油の組み合わせで、カサカサ肌を防ぎましょう。

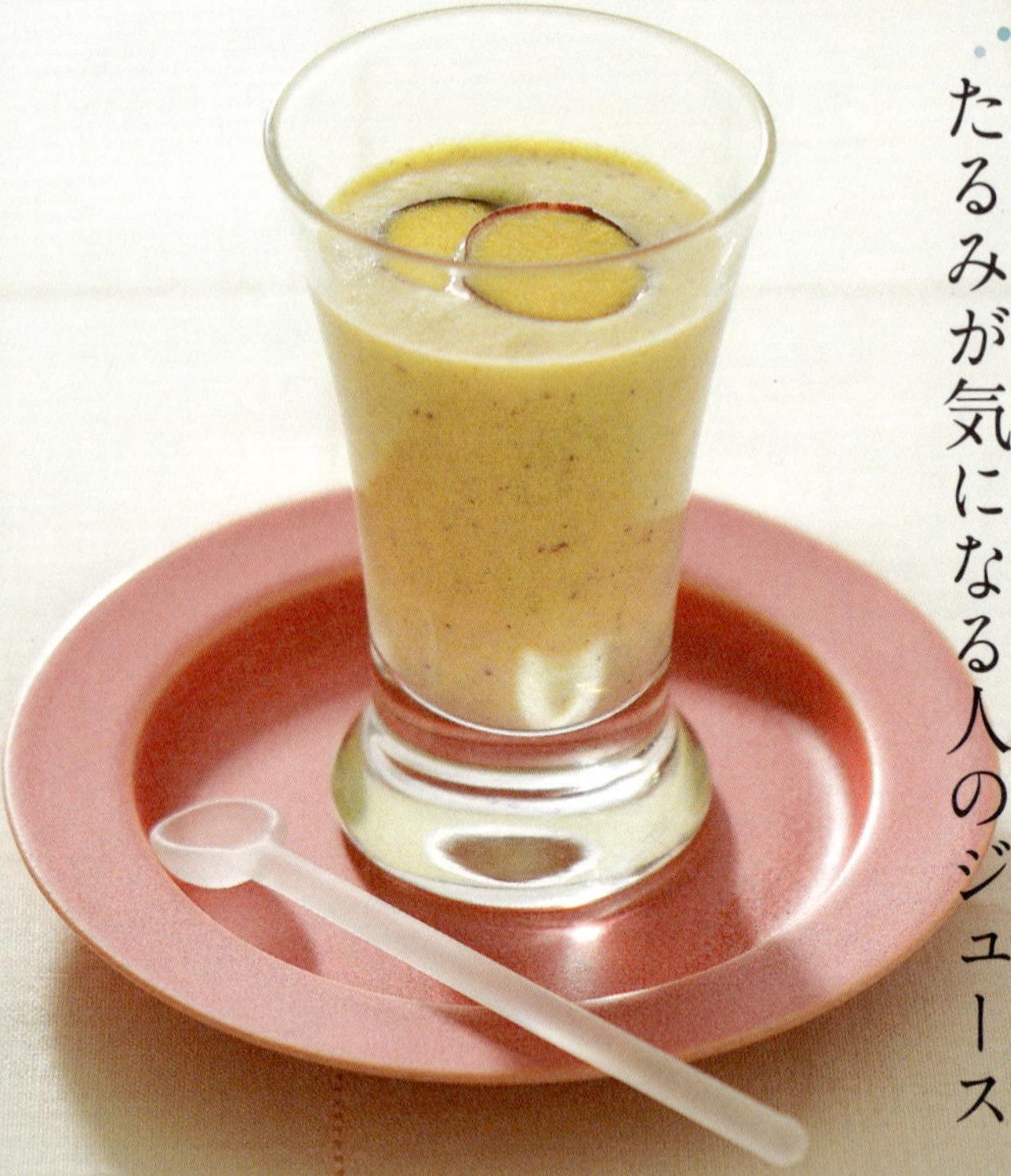

たるみが気になる人のジュース

豆乳＋すりごま＋ブロッコリー＋さつまいも

材料

豆乳…120㎖
すりごま…小さじ 1/2
ブロッコリー…30g（2房）
さつまいも…40g（1/7本）

作り方

ブロッコリーは電子レンジで加熱する。
さつまいもは柔らかくなるまで、水からゆでる。
すべての材料をミキサーに入れて撹拌する。

豆乳＋すりごま＋カリフラワー＋さつまいも

材料

豆乳…120㎖
すりごま…小さじ1/2
カリフラワー…40g（2房）
さつまいも…40g（1/7本）

作り方

さつまいもは柔らかくなるまで、水からゆでる。
すべての材料をミキサーに入れて攪拌する。

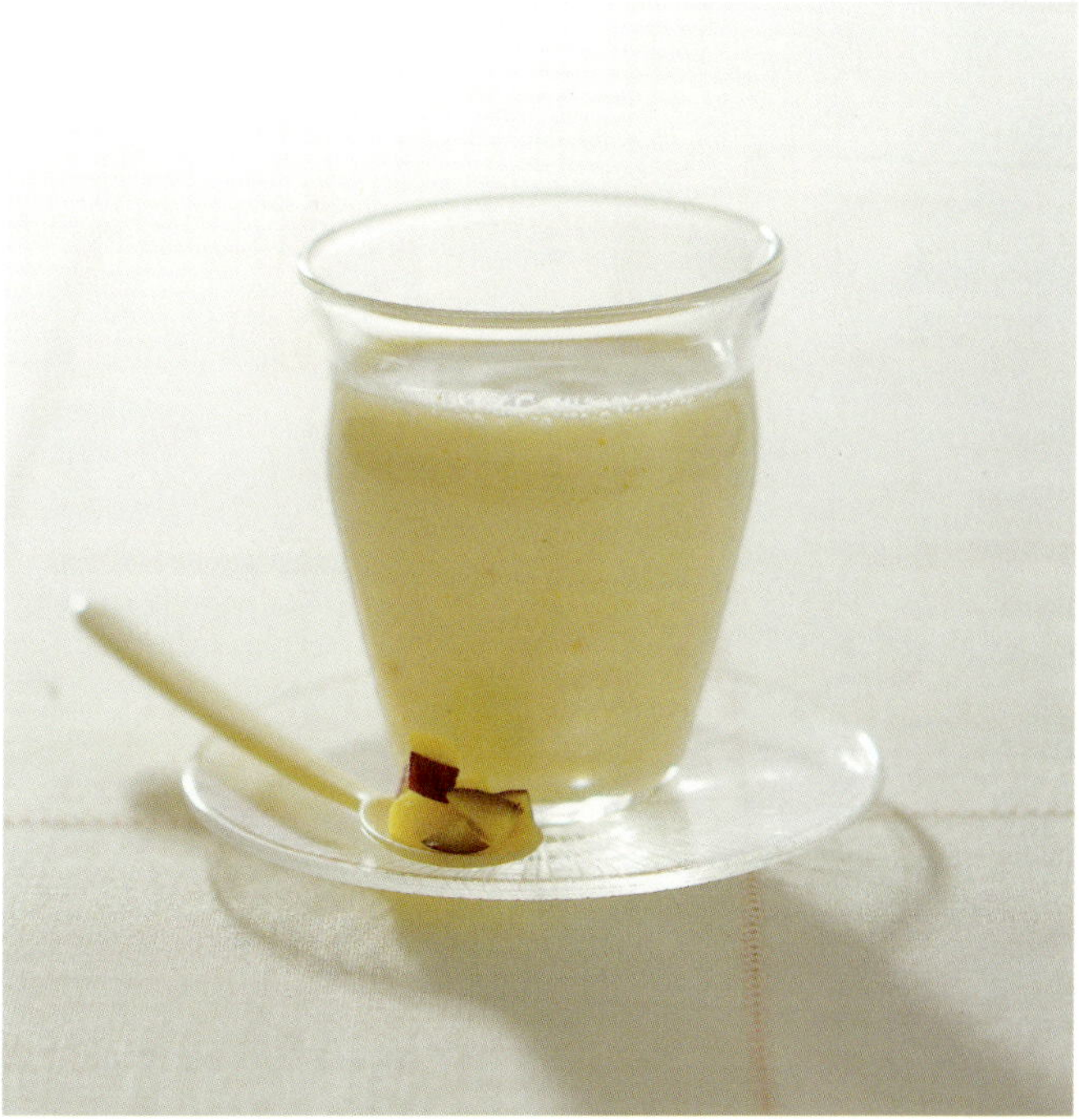

コラーゲンの再生を促して、肌の弾力とハリを取り戻しましょう

年齢を重ねるにつれ、どうしても目立ってくる肌のたるみ。老けて見える肌のたるみは、見た目のアンチエイジングの大敵です。

まぶた、目の下、頬、口元……放っておくと、たるみは容赦なく広がっていきます。

たるみの原因はさまざまですが、大きな原因のひとつにコラーゲンの減少があります。ピンと張ったプルプルの肌になるためには、肌でコラーゲンがどんどんつくられ、十分満たされている必要があるのです。

だからといって、手羽先や魚の煮こごりなど、コラーゲンそのものを食べても、あまり意味がありません。コラーゲンを食べても、そのまま肌のコラーゲンになるわけではなく、消化の過程でアミノ酸にまで分解されてしまうからです。

では、カラダの中でコラーゲンをつくるにはどうしたらいいのでしょうか？

コラーゲンをつくるための栄養素を積極的にとればいいのです。その主な栄養素は、たんぱく質、ビタミンC、鉄です。

〈たるみが気になる人のジュース〉のベースとなる豆乳には、良質なたんぱく質がいっぱい。おまけに、鉄も豊富です。

鉄はごまにも含まれています。すって細かくすることで消化吸収が良くなり、しかも抗酸化力もアップします。

ビタミンCは、野菜やフルーツに多く含まれているビタミンです。カラダで合成できないため、野菜やフルーツなどから摂取する必要があります。

さつまいもにも、ビタミンCが豊富に含まれています。いも類に含まれるビタミンCは、熱に強い性質を持っているので、加熱しても栄養価に問題はありません。

たんぱく質とビタミンCと鉄でコラーゲンの再生をはかり、肌の弾力とハリを取り戻しましょう。このジュースは、ふだん野菜やフルーツ、いも類をあまり食べない方におすすめです。

シワが気になる人のジュース

青梗菜＋ブロッコリー＋豆乳

材料

青梗菜…40g（4枚）
ブロッコリー
…40g（3房）
豆乳…120㎖
はちみつ…小さじ1

作り方

ブロッコリーは電子レンジで加熱する。
すべての材料をミキサーに入れて攪拌する。

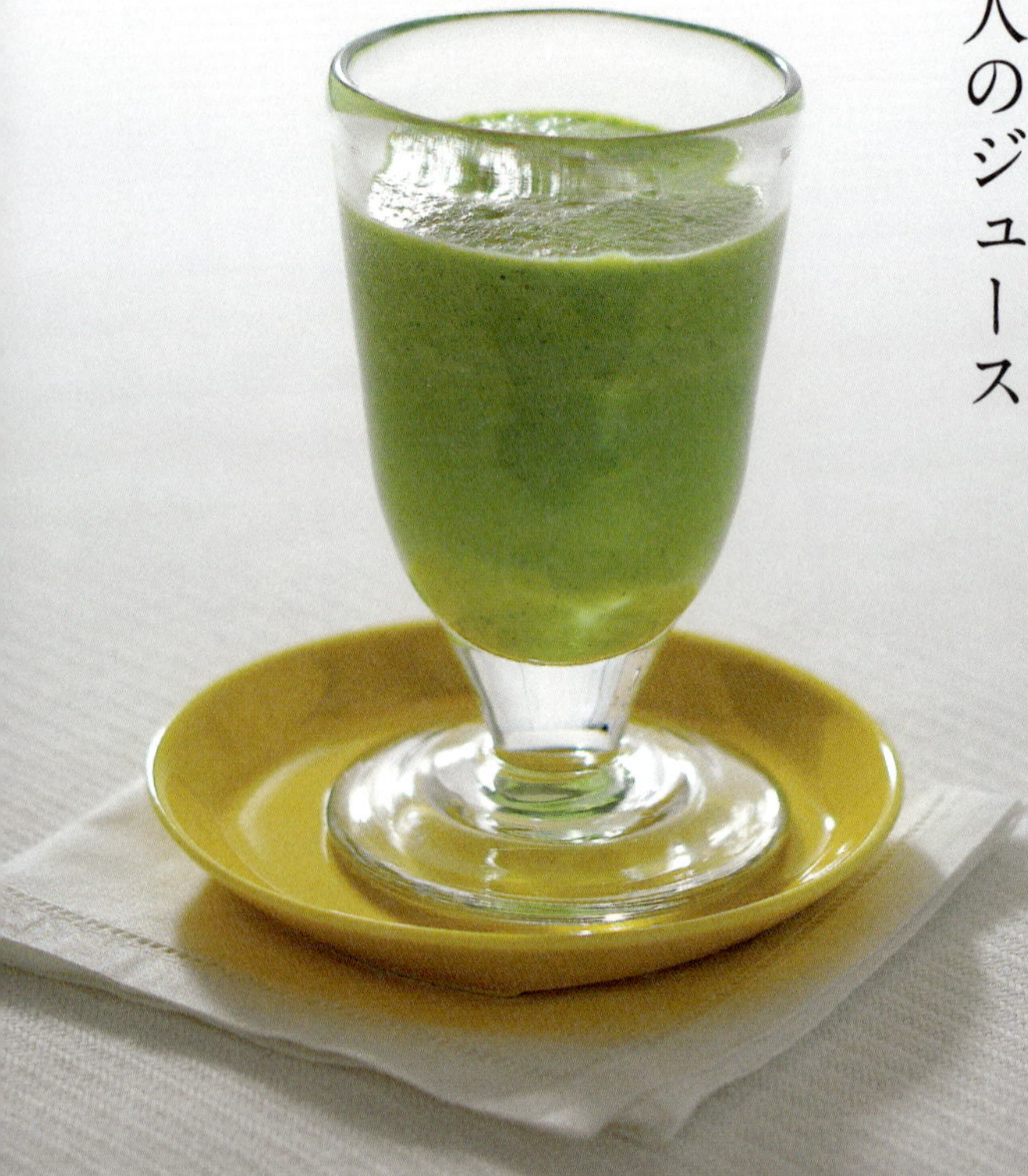

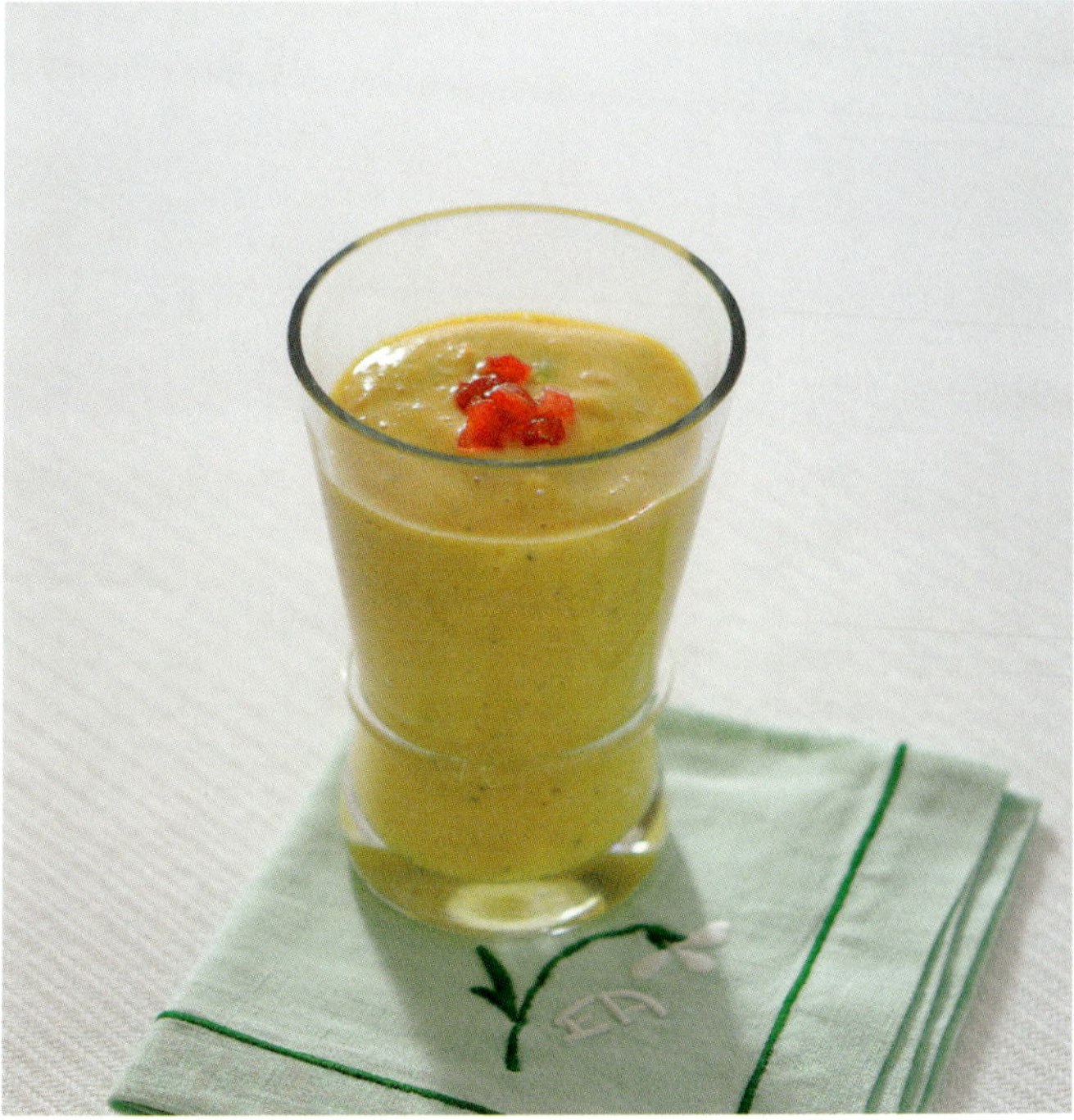

かぼちゃ＋トマト＋豆乳

材料

かぼちゃ…30g（4㎝角）
トマト…80g（1/2コ）
豆乳…80㎖

作り方

かぼちゃは電子レンジで柔らかくなるまで加熱する。
すべての材料をミキサーに入れて撹拌する。

シワはビタミンA不足でできるもの。特製ジュースで補って

鏡を見て、新しくできたシワや、深くなってしまったシワを発見すると落ち込みますよね。見た目の印象を大きく左右するシワは、できるだけ抑えたいものです。

シワができる原因のひとつに、ビタミンA不足があります。

ビタミンAは、皮膚の新陳代謝と深く関わっているために、不足することで新しい皮膚がつくられにくくなり、ひいてはシワの原因となるのです。

ビタミンAには、動物性と植物性の2種類あります。

動物性の食品に含まれるものは、カラダの中でそのままビタミンAとして働きます。植物性の食品に含まれるものは、β-カロテンとして、特に緑黄色野菜に多く含まれ、体内で必要に応じてビタミンAに変化します。たとえば、かぼちゃの色素はβ-カロテ

ンによるものです。

動物性も植物性も最終的には作用は同じなのですが、動物性の食品に含まれるビタミンAには、気をつけなければいけないことがあります。それは、とりすぎです。過剰にとると薄毛、頭痛、筋肉痛などにつながるのでご注意ください。

一方、植物性の食品に含まれるβ-カロテンは、必要に応じてビタミンAに変わるため、たくさんとっても「とりすぎる」ということはありません。

ちなみに、ビタミンAには、皮膚をはじめ内臓や目などの粘膜を強くする働きもあります。粘膜が強くなることで免疫細胞の働きを活発にし、細菌やウイルスなどのカラダに悪影響を及ぼす害を防ぐことができます。

〈シワが気になる人のジュース〉で使用する青梗菜、ブロッコリー、かぼちゃ、トマトは、β-カロテンをたっぷり含んでいます。植物性なので、とりすぎによる心配もありません。豆乳には、肌そのものを構成する良質なたんぱく質や必須脂肪酸が含まれています。

ビタミンAたっぷりの特製ジュースで新陳代謝を高め、シワのできにくい肌づくりを目指しましょう。

シミ、そばかすが気になる人のジュース

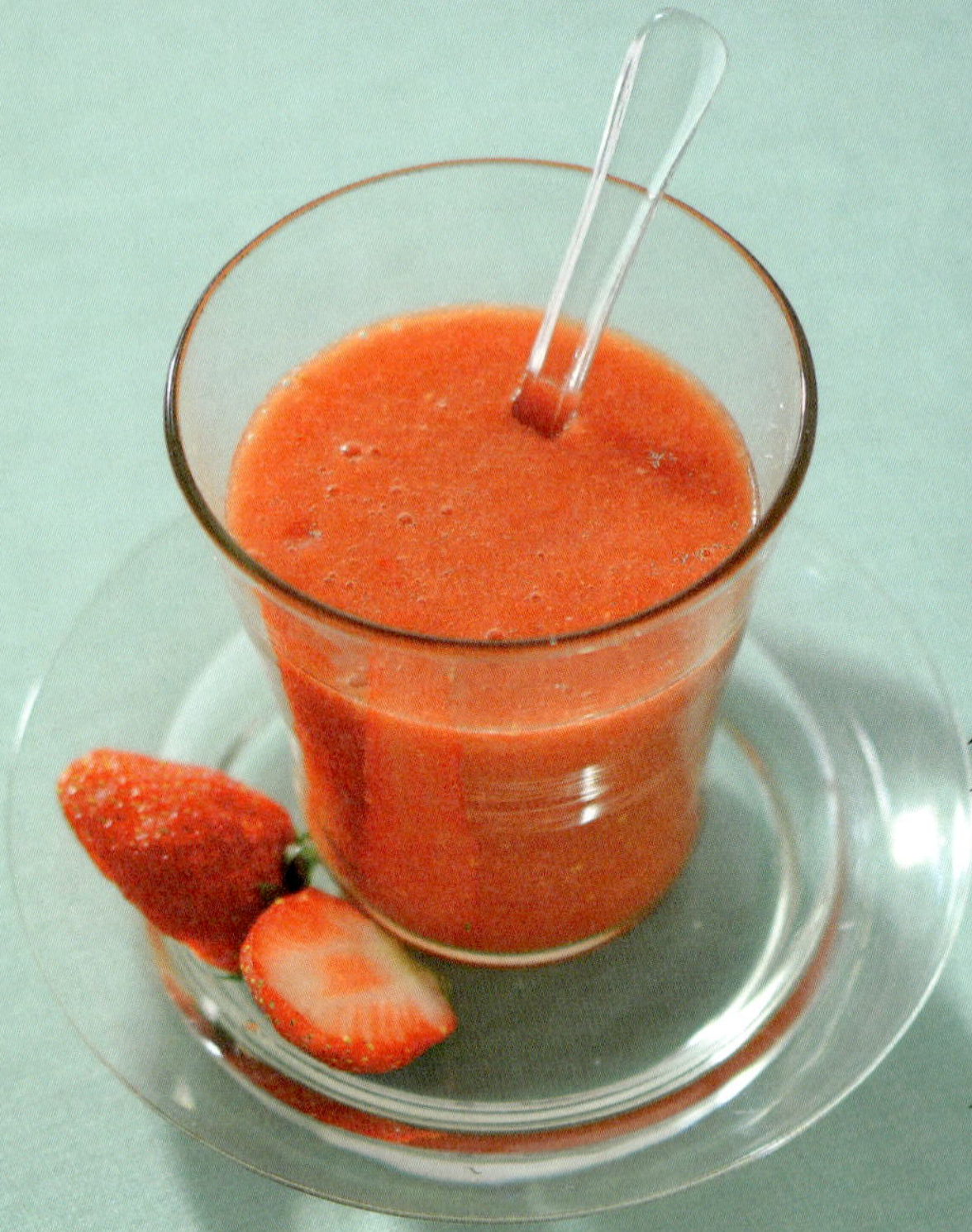

いちご＋赤パプリカ＋トマト

材料

いちご…50g（3コ）
赤パプリカ
…30g（1/3コ強）
トマト…120g（3/4コ）

作り方

すべての材料をミキサーに入れて撹拌する。

かぼちゃ＋黄パプリカ＋プチトマト

材料

かぼちゃ…30g（4㎝角）
黄パプリカ…20g（1/5コ）
プチトマト（黄）
…160g（16コ）

作り方

かぼちゃは電子レンジで柔らかくなるまで加熱する。
すべての材料をミキサーに入れて撹拌する。

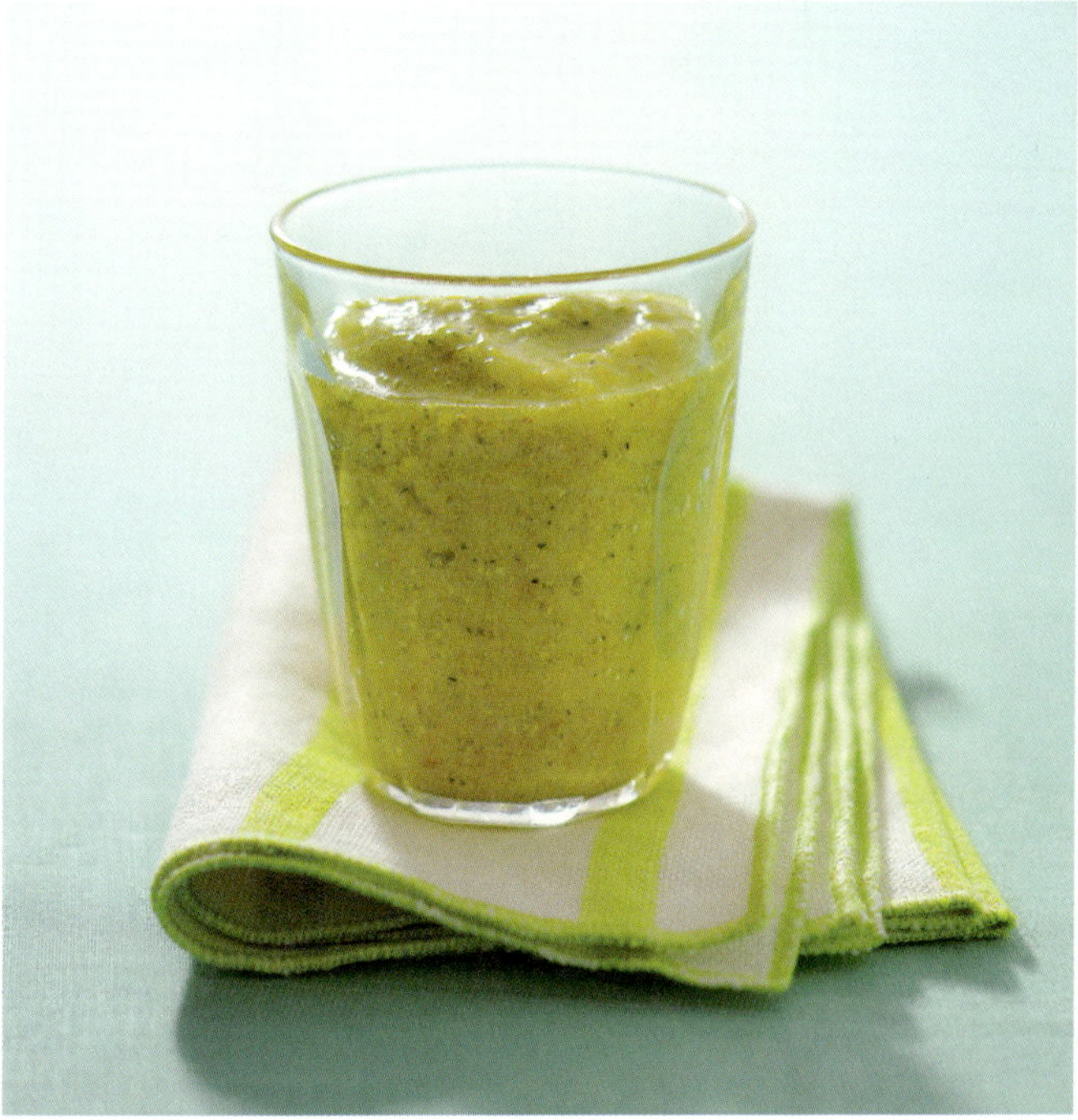

〈シミ、そばかすが気になる人のジュース〉の秘密

ビタミンCとファイトケミカルが、活性酸素を抑えて新陳代謝を高めます

肌の悩みで多いのが、シミやそばかす。

肌が紫外線を浴びると活性酸素が活発になり、メラノサイトという細胞がメラニンをつくります。これがシミやそばかすのもとです。

メラニンは、肌にとって悪いものというイメージが強いのですが、紫外線を吸収し、肌への悪影響を抑えて肌を守るという、とても大切な役目を持っています。

新陳代謝がうまくいっていれば、メラニンは皮膚表面にある角質層まで浮き上がってきて、アカと一緒にはがれていくのでシミやそばかすはできませんが、これがうまくいかないとシミやそばかすになります。

シミ、そばかす対策は、ふたつあります。

まずひとつは、紫外線を直接、肌に浴びないことです。すでに、外出時に帽子やサングラスで万全の対策をとっている方も多いでしょう。そしてもうひとつが、活性酸素の働きを抑えるビタミンCやファイトケミカルを野菜やフルーツからたっぷりとることです。

ビタミンCは、〈シミ、そばかすが気になる人のジュース〉の材料であるいちご、かぼちゃ、赤パプリカ、黄パプリカ、トマトに多く含まれています。そして、これらの野菜やフルーツには、ファイトケミカルも豊富です。

ファイトケミカルとは、野菜やフルーツの色や香り、アクなどを構成する成分の総称。いちごの赤い色素のアントシアニン、かぼちゃのβ-カロテン、トマトのリコピン、赤パプリカのカプサンチンなどがファイトケミカルです。

ビタミンCとファイトケミカルたっぷりのジュースで活性酸素を抑え、皮膚の新陳代謝を活発にしましょう。それがシミ、そばかす対策の第一歩です。

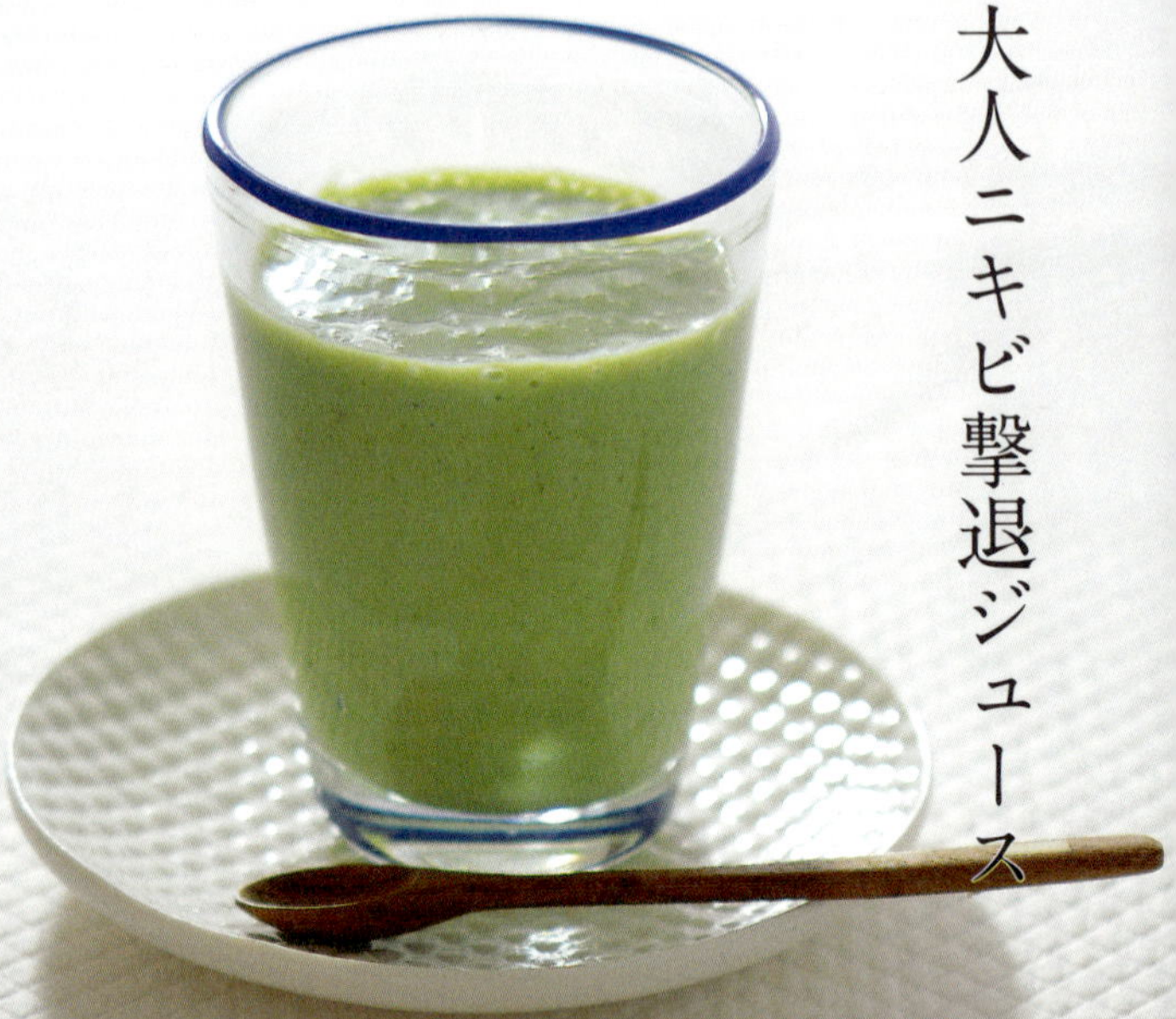

大人ニキビ撃退ジュース

牛乳＋小松菜＋バナナ

材料

牛乳…120㎖
小松菜…30ｇ(1株)
バナナ…70ｇ(1/2本)

作り方

すべての材料をミキサーに入れて撹拌する。

牛乳＋青梗菜＋アボカド

材料

牛乳…130㎖
青梗菜…50ｇ（5枚）
アボカド…25ｇ（1/8コ）
はちみつ…小さじ1

作り方

すべての材料をミキサーに入れて撹拌する。

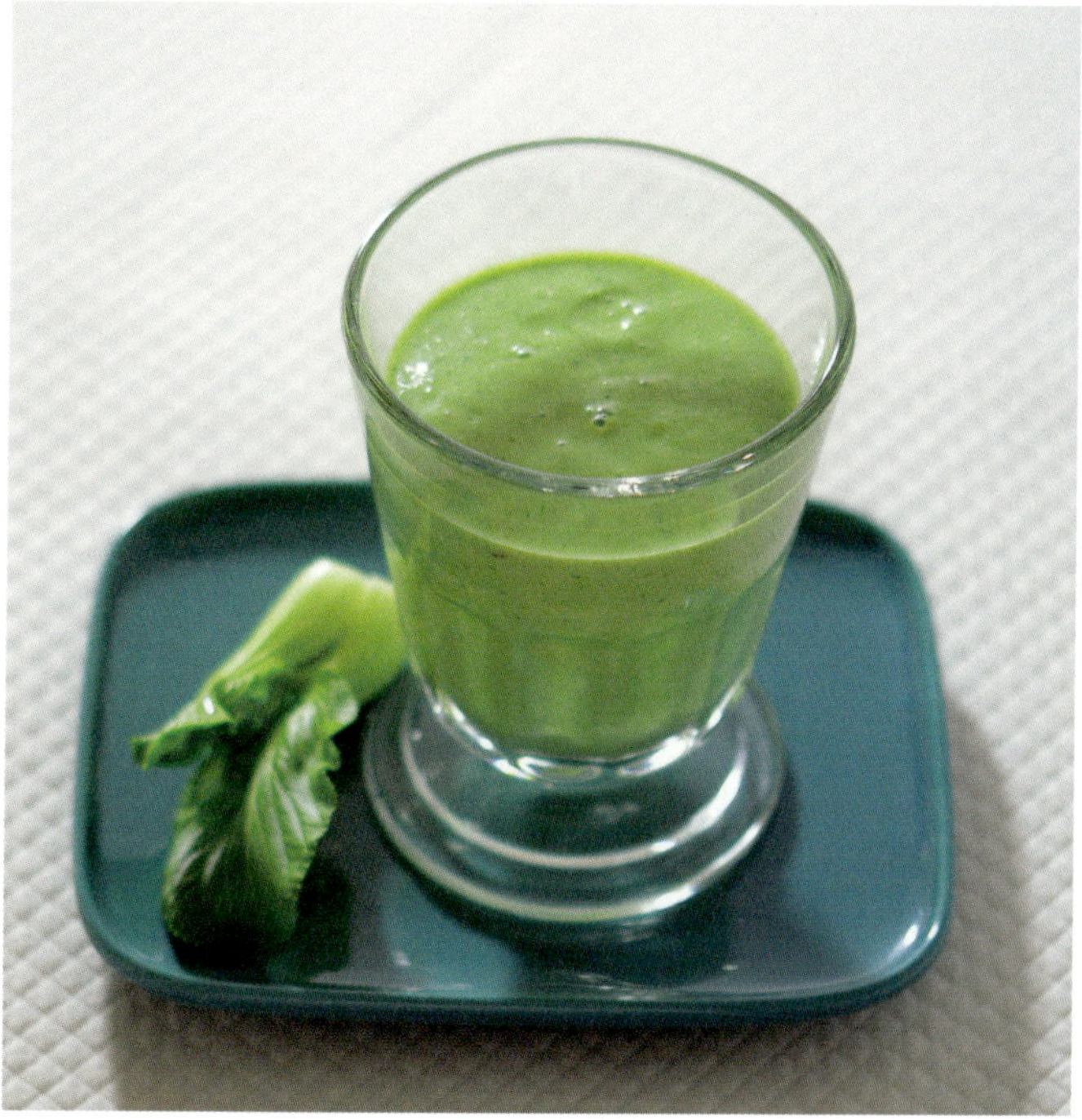

〈大人ニキビ撃退ジュース〉の秘密

大人ニキビは、ビタミンAやビタミンB群、鉄の不足が原因

ニキビは、大人にも多い肌トラブルのひとつです。

その原因はいくつかありますが、最大の原因は食生活の乱れ。

大人ニキビの発生には、ビタミンAやビタミンB群、鉄が深く関与しています。

ビタミンAが不足すると、毛穴の角化異常が起きて、毛穴に皮脂が詰まりやすくなるため、ニキビができやすくなるのです。

また、チョコレート、クッキー、ケーキ、アイスクリームなど砂糖やバターをたっぷり使ったスイーツの食べすぎも、原因になります。

糖質や脂質を分解するのにビタミンB群が必要です。これらのスイーツを食べると、カラダの中の糖質や脂質の量が多くなるので、本来ならば肌に使われるはずのビタミ

ンB群まで使われてしまうのです。ビタミンB群が不足すると、皮脂の分解がスムーズにいかなくなり、ニキビを誘発してしまいます。

ビタミンB群には、ビタミンB_1、B_2、B_6、B_{12}、ナイアシン、パントテン酸、葉酸、ビオチンなどがあり、単独よりもお互いに協力し合って効果を発揮します。

牛乳には、このビタミンB群がたっぷり含まれています。

小松菜、青梗菜、バナナ、アボカドには、カラダの中で必要に応じてビタミンAに変わるβ-カロテンが含まれています。

また、鉄不足も大人ニキビと関係していて、特に口のまわりにニキビができやすくなります。

鉄も、小松菜、青梗菜、バナナ、アボカドに含まれています。

スイーツが大好きな方は、ビタミンAやビタミンB群、鉄の不足を招いているかもしれません。スイーツを食べすぎた翌朝は、反省の意味も込めて、〈大人ニキビ撃退ジュース〉で帳消しをはかりましょう。

肌のべたつきを抑えるジュース

豆乳＋アボカド＋バナナ

材料

豆乳…160㎖
アボカド…25ｇ（1/8コ）
バナナ…40ｇ（1/4本）

作り方

すべての材料をミキサーに入れて撹拌する。

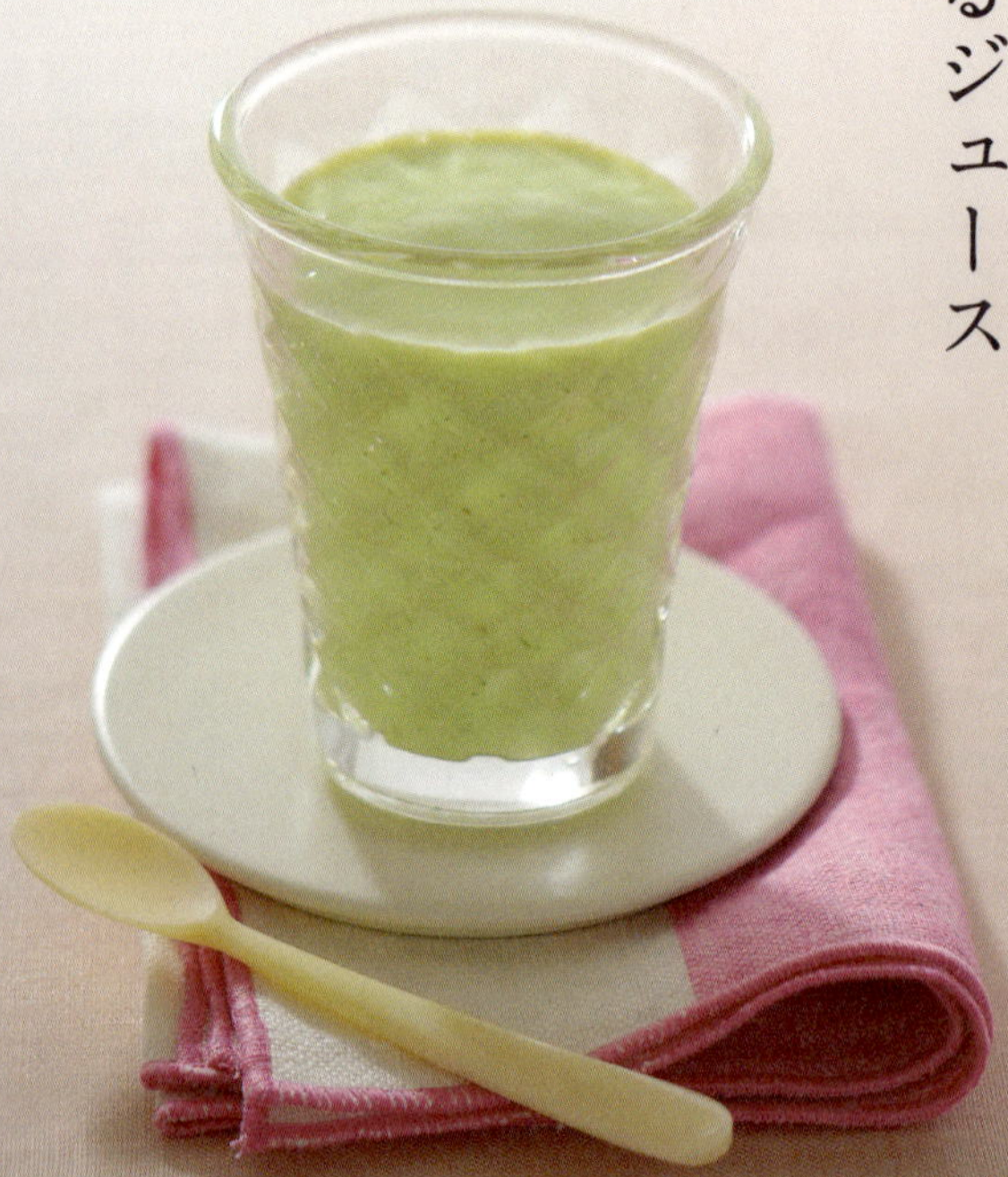

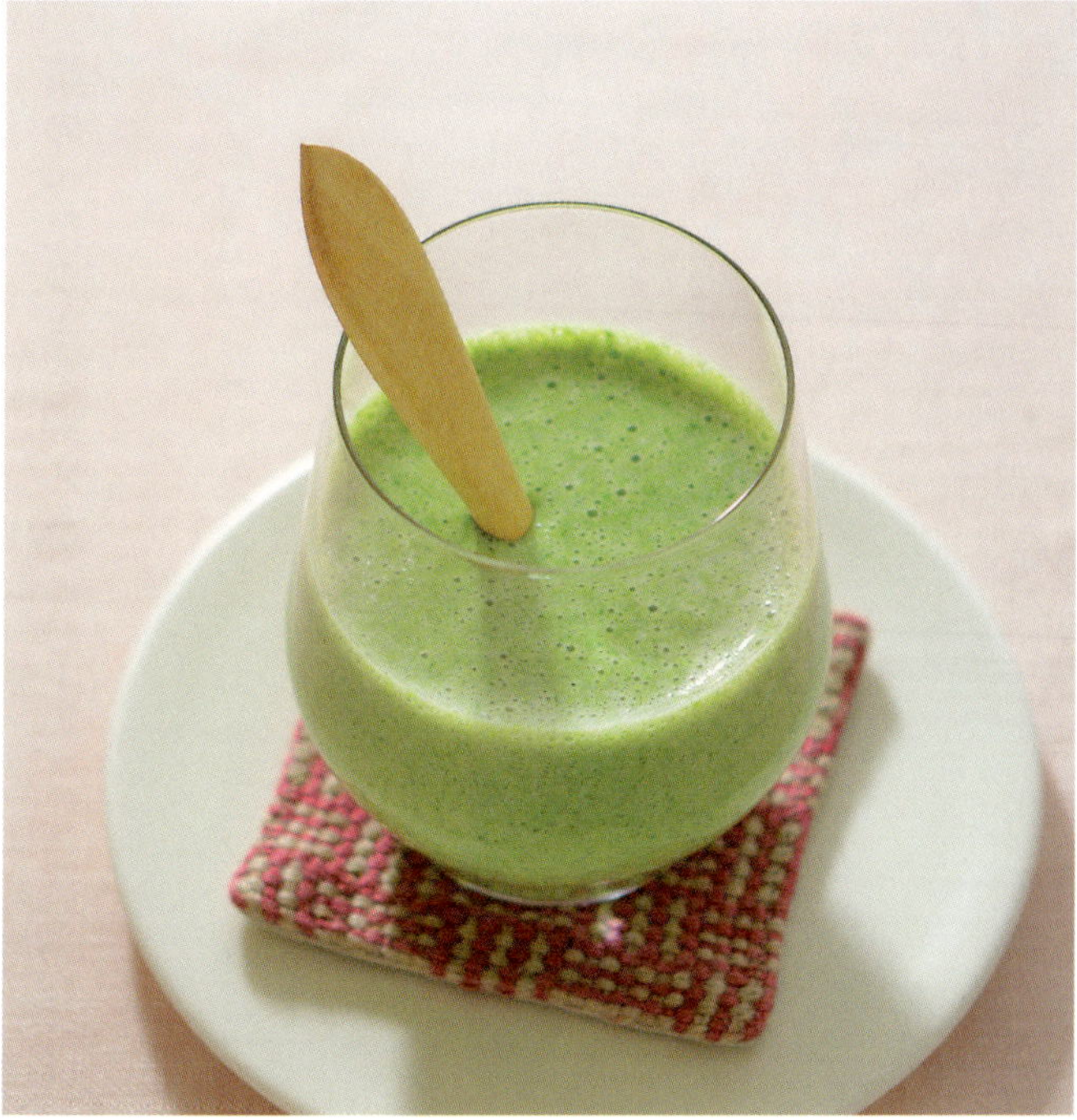

豆乳＋スイートコーン＋モロヘイヤ

材料

豆乳…120mℓ
スイートコーン(缶詰)
…40g
モロヘイヤ…30g(1/4袋)
はちみつ…小さじ1

作り方

モロヘイヤは電子レンジで加熱する。
すべての材料をミキサーに入れて撹拌する。

〈肌のべたつきを抑えるジュース〉の秘密

気になるテカリや肌トラブルには、この一杯

皮脂には肌を乾燥から守り、うるおいを保つ働きがあります。

しかし、鼻の頭、小鼻のまわり、額などは皮脂の分泌が盛んで、お昼すぎや夕方になると、べたつきやテカリに悩まされる人は少なくないでしょう。また、皮脂には汚れがつきやすく、皮脂についた汚れが皮脂とともに毛穴に詰まると、肌トラブルの原因にもなります。

皮脂の過剰を防いでくれる頼もしいビタミンがあります。ビタミンB_2、ビタミンB_6です。豆乳、アボカド、バナナ、スイートコーン、モロヘイヤには、ビタミンB_2、ビタミンB_6が含まれています。

肌のテカリが気になりだしたら、このジュースでべたつきを抑えましょう。

「見た目年齢」が若返る朝ジュース

同年代のはずなのに、
若く見える人と老けて見える人がいます。
その違いを生むのは、顔色や体型や髪の毛だったり……
実は毎日の食生活で改善できるものばかりなのです。

顔色が良くなるジュース

かぼちゃ＋大豆の水煮＋アボカド

材料

かぼちゃ…20ｇ（4㎝角弱）
大豆の水煮…20ｇ
アボカド…20ｇ（1/10コ）
はちみつ…小さじ1
水…100㎖

作り方

かぼちゃは電子レンジで柔らかくなるまで加熱する。
すべての材料をミキサーに入れて撹拌する。

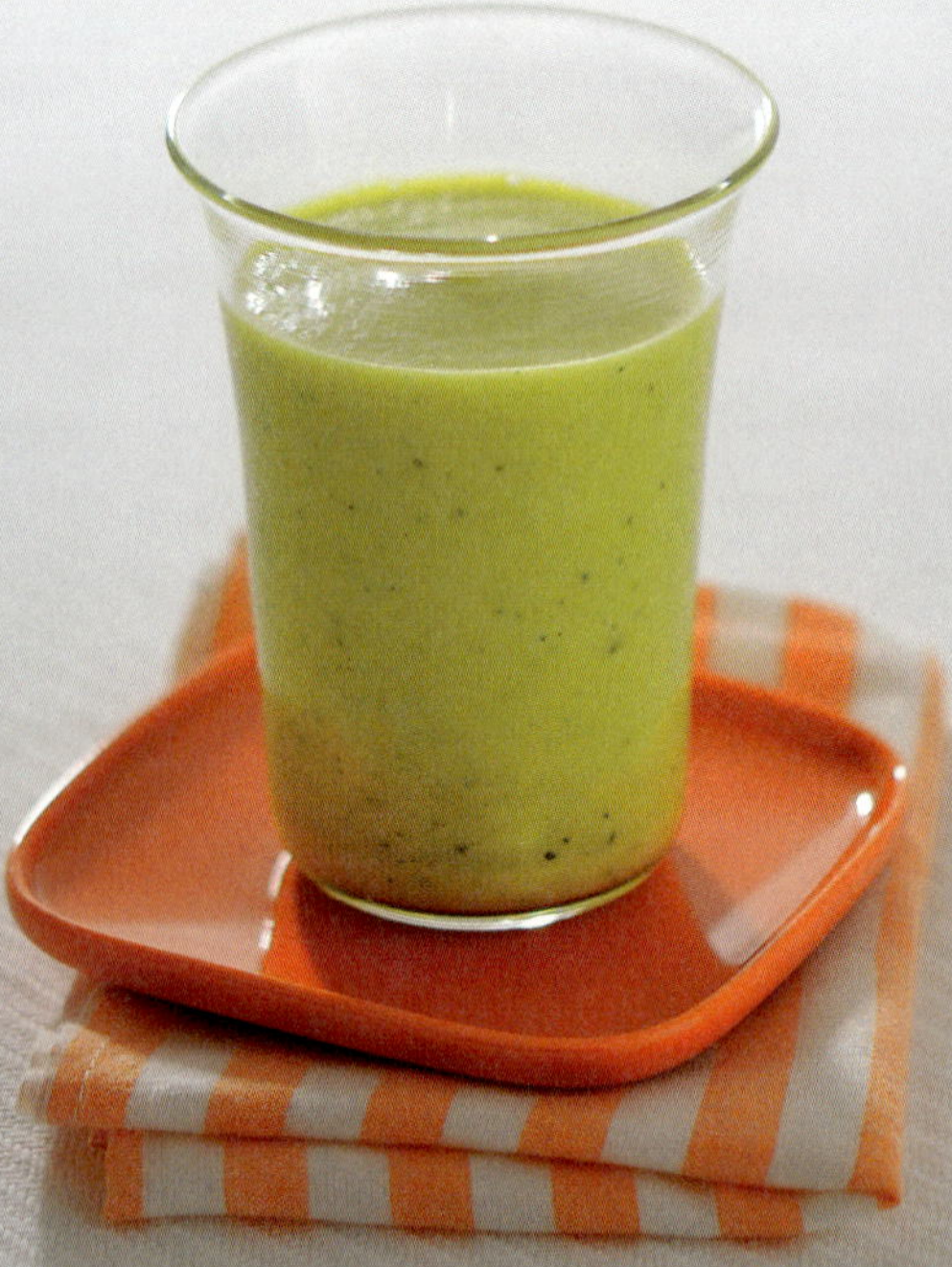

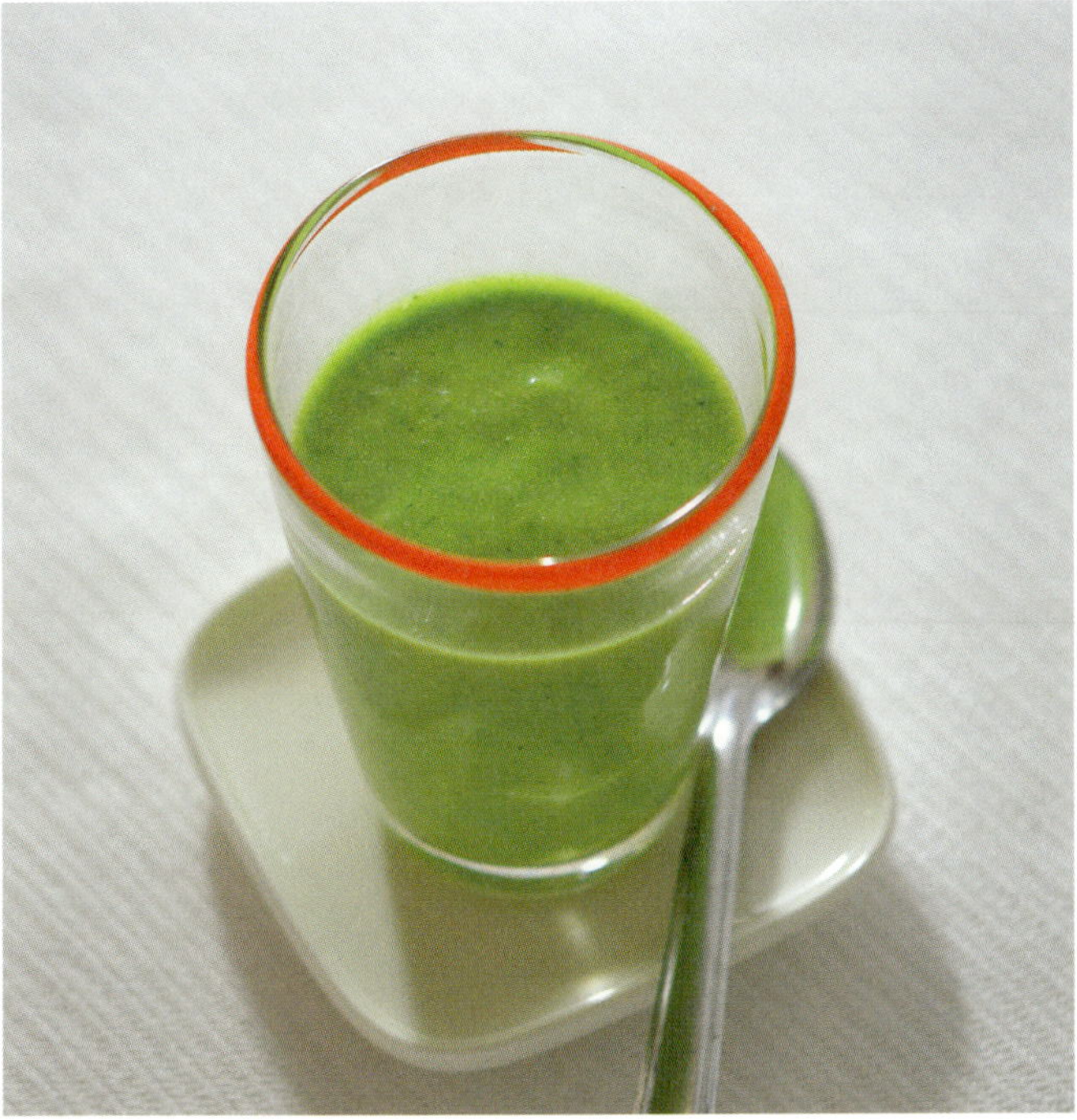

小松菜＋ブロッコリー＋アボカド

材料

小松菜…20g（1/2株）
ブロッコリー…20g（2房）
アボカド…20g（1/10コ）
はちみつ…小さじ1
水…100㎖

作り方

ブロッコリーは電子レンジで加熱する。
すべての材料をミキサーに入れて撹拌する。

〈顔色が良くなるジュース〉の秘密

見た目を左右する顔色は、血行が良くなるビタミンEをたっぷり補給

自分では元気なつもりでも、まわりから「顔色が良くないね」と言われたことはありませんか。

顔色が良くないと、健康そうに見えないのはもちろんですが、見た目も老けて見られがちです。

それだけ顔色は、見た目年齢を左右するといっていいでしょう。

見た目を良くも悪くもする顔色は、皮膚の下を通っている血管の血行不良と深い関係があります。

血流が低下することで肌の赤みが少なくなり、顔色が悪く見えるのです。

そして、その働きに大きく関与しているのが、ふだんから細胞膜に蓄えられている

ビタミンEです。

ビタミンEは皮膚の血管を拡張し、血行を良くする働きがあります。血行が良くなって、血液にのって栄養分が肌の細胞のすみずみまで行き渡るようになれば、新陳代謝も活発になって顔色も良くなります。

またビタミンEには、活性酸素を撃退する頼もしい働きもあります。老化の敵である活性酸素が現れると、細胞膜がこの活性酸素のダメージを受けないように守るのです。

細胞膜が活性酸素の害から守られれば、細胞がとりまいている血管も守られ、血液循環が正常に保たれます。

かぼちゃ、大豆、小松菜、ブロッコリー、アボカド――ビタミンEは、〈顔色が良くなるジュース〉の材料すべてに含まれています。

健康的な顔色は、見た目年齢をぐっとぐっと若くします。

ビタミンEたっぷりのジュースで、見た目のアンチエイジングを実践しましょう。

目の下のクマが気になる人のジュース

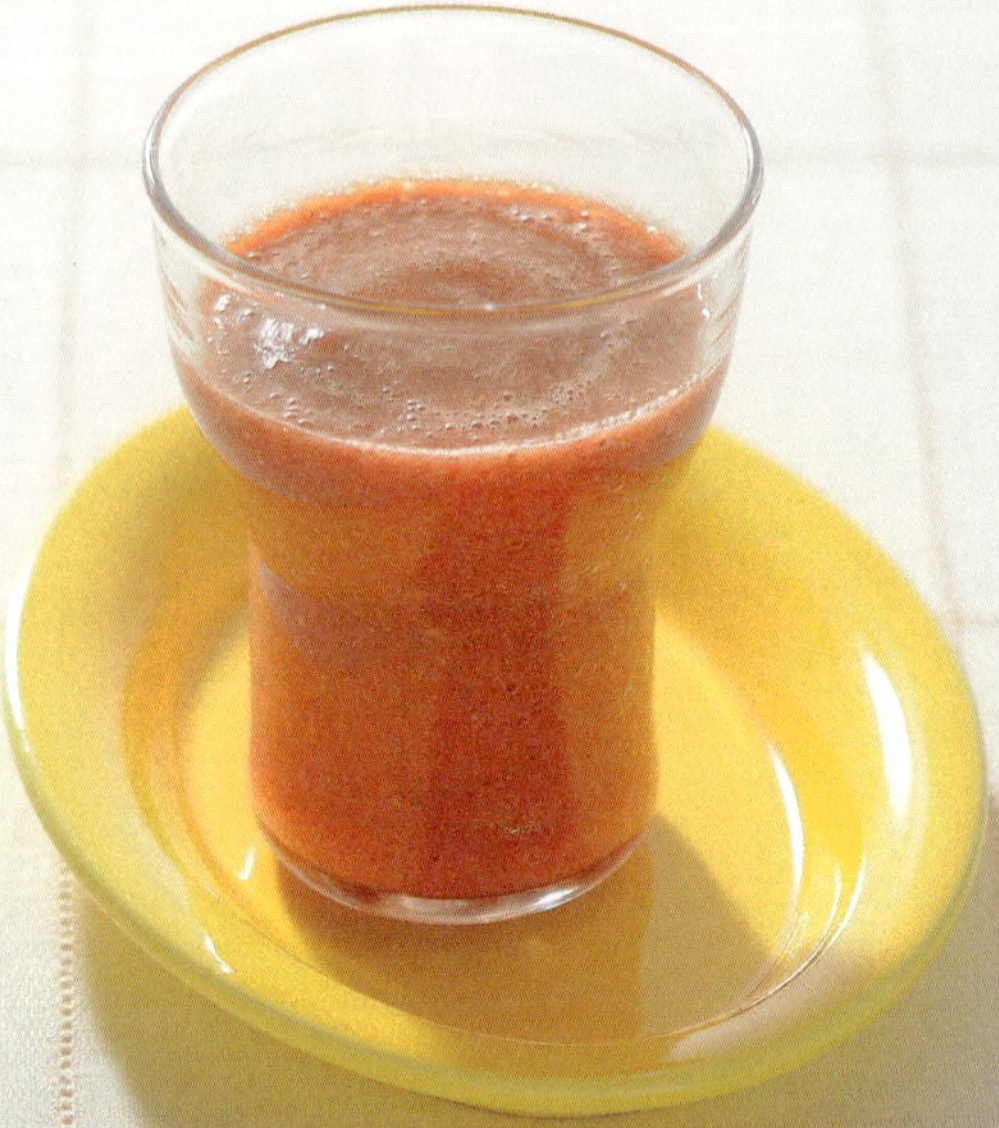

ブロッコリー＋黄パプリカ＋トマト

材料

ブロッコリー
　…20ｇ（2房）
黄パプリカ
　…20ｇ（1/5コ）
トマト…150ｇ（1コ）

作り方

ブロッコリーは電子レンジで加熱する。
すべての材料をミキサーに入れて撹拌する。

かぼちゃ＋カリフラワー＋アスパラガス

材料

かぼちゃ…30ｇ（4㎝角）
カリフラワー…30ｇ（2房）
アスパラガス…30ｇ（細3本）
はちみつ…小さじ1

作り方

かぼちゃ、アスパラガスは電子レンジで柔らかくなるまで加熱する。
すべての材料をミキサーに入れて撹拌する。

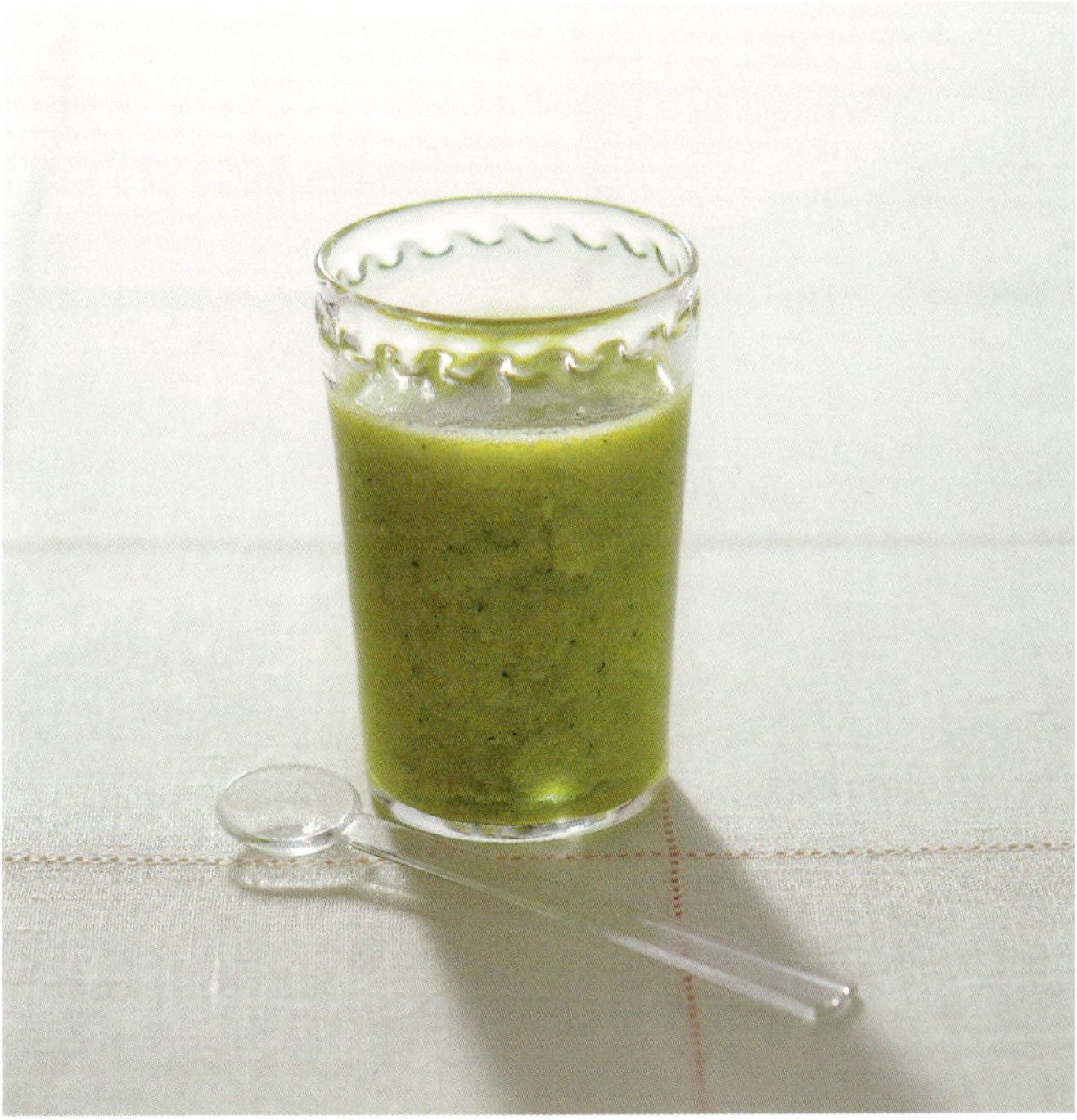

〈目の下のクマが気になる人のジュース〉の秘密

まずは規則正しい生活を。そして、目元の毛細血管の血行を改善します

目の下にクマができると、いかにも疲れた顔に見えますし、確実に老けて見えます。不規則な生活や睡眠不足が原因のひとつですから、まずは規則正しい生活をして、睡眠をたっぷりとることが大切です。

加えて、目の下を流れている毛細血管の流れを改善することも重要。前述の顔色同様、血管の血行不良が目元の皮下に起こると、クマとなって現れます。

毛細血管の血行改善に必要な栄養素が、ビタミンC、ビタミンE、ビタミンPです。

ビタミンCは、毛細血管の弾力を高めるコラーゲンの生成を助けます。

ビタミンEは、毛細血管を丈夫にし、血行を良くします。

ビタミンPは、ビタミンCの吸収を助ける働きがあるので、ビタミンCと同時にと

ることで毛細血管の強化に相乗効果が生まれます。

ブロッコリー、黄パプリカ、かぼちゃ、カリフラワーにはビタミンCが、トマトやアスパラガスにはビタミンPが豊富です。ミックスしてジュースにすることで、両方いっぺんにとることができるため血管を丈夫にする効果が期待できます。

ビタミンEは、毛細血管の血行を良くする働きのほかに、高い抗酸化作用もあります。また、血行不良は副腎などの内分泌系の働きが悪くなることも原因ですが、ビタミンEは内分泌系の働きにも関わっています。

ビタミンEは、ブロッコリー、かぼちゃに多く含まれています。

ビタミンC、ビタミンE、ビタミンPをいっぺんにとることができるジュースを飲んで、さわやかな目元で若々しいあなたを演出しましょう。

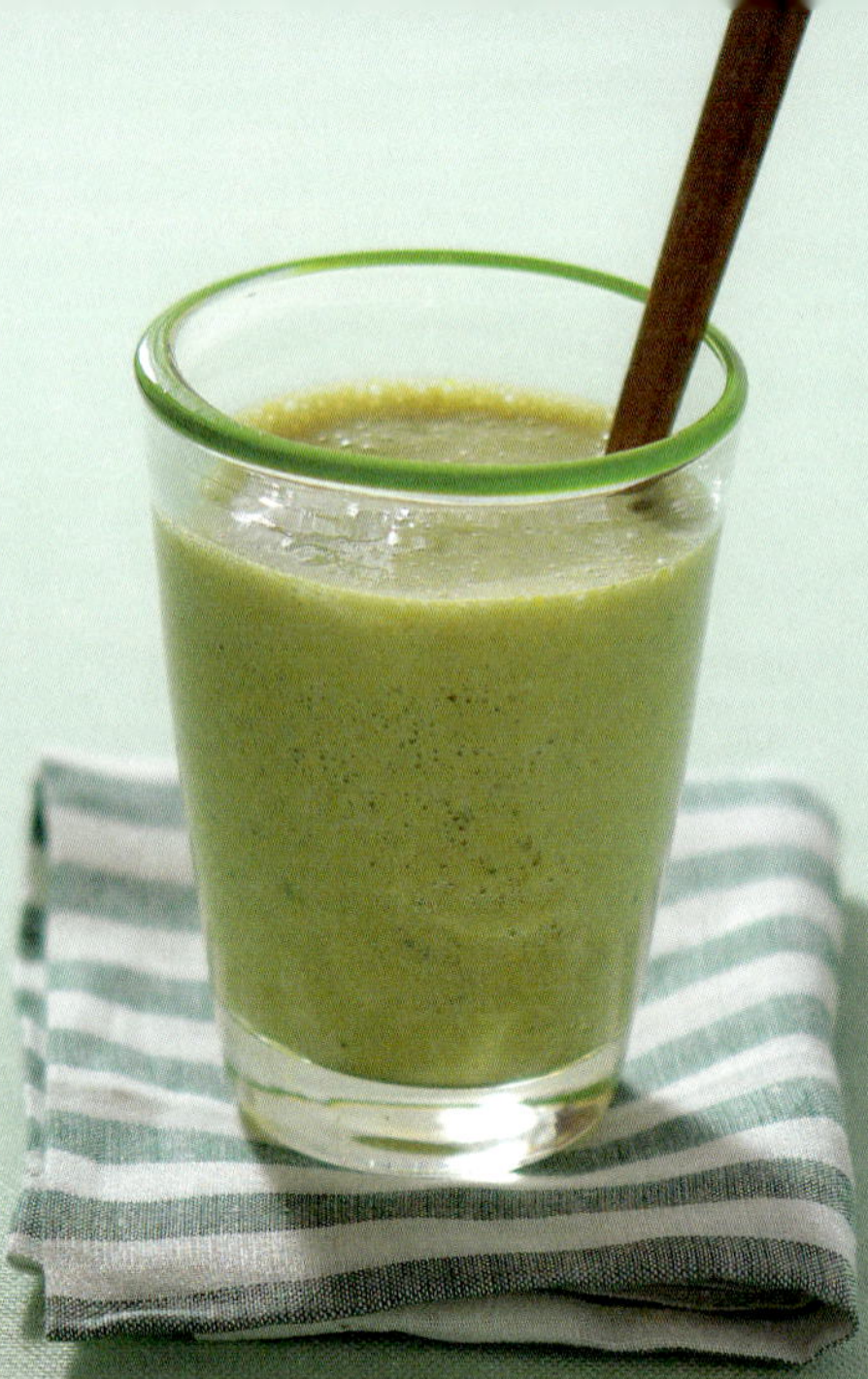

むくみ解消ジュース

豆乳＋かぼちゃ＋バナナ

材料

豆乳…140㎖
かぼちゃ…30ｇ(4㎝角)
バナナ…50ｇ(1/3本)

作り方

かぼちゃは電子レンジで柔らかくなるまで加熱する。
すべての材料をミキサーに入れて撹拌する。

豆乳＋じゃがいも＋アボカド

材料

豆乳…140㎖
じゃがいも…40ｇ(1/3コ)
アボカド…20ｇ(1/10コ)

作り方

じゃがいもは皮をむき、電子レンジで柔らかくなるまで加熱する。
すべての材料をミキサーに入れて攪拌する。

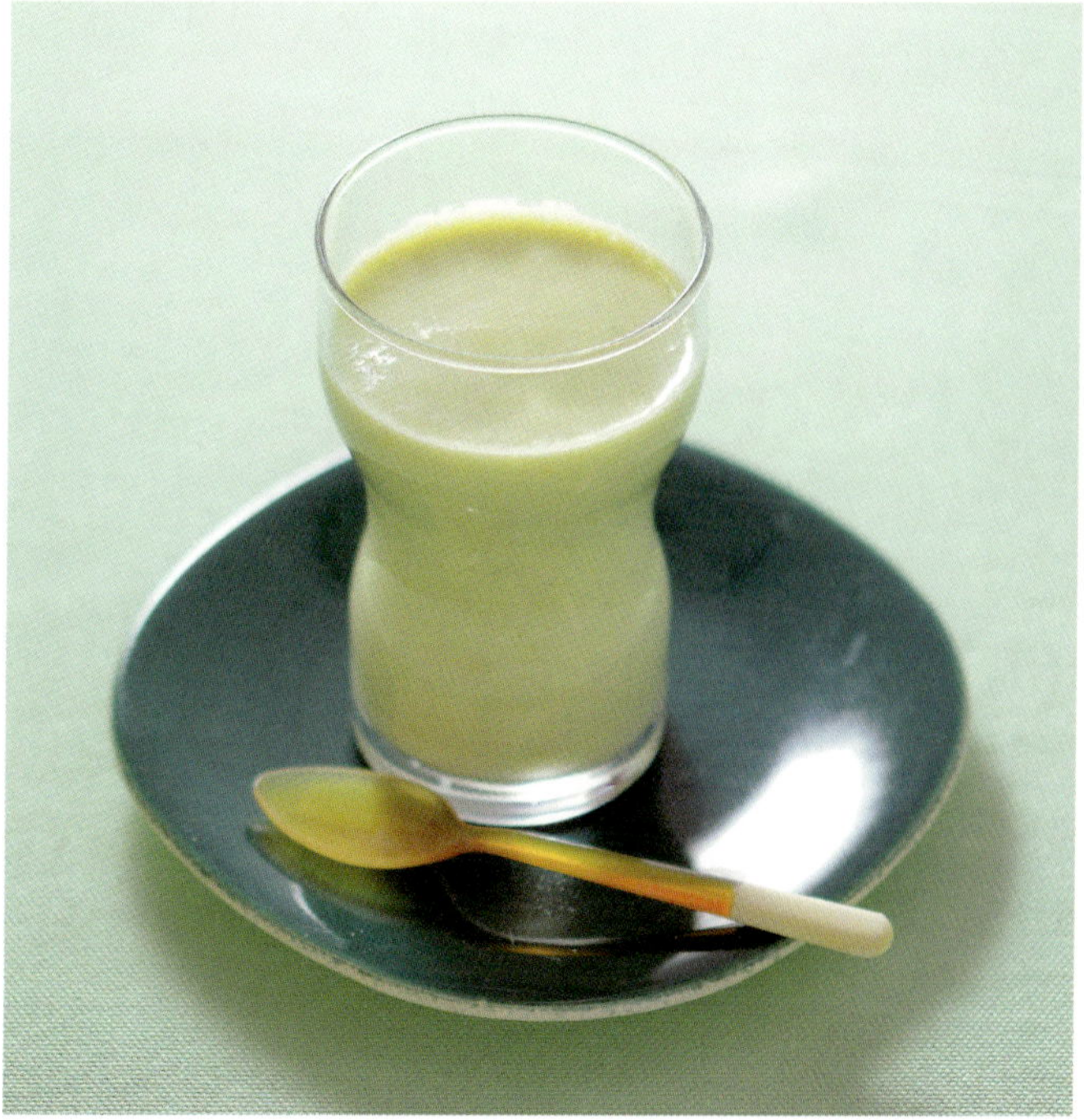

〈むくみ解消ジュース〉の秘密

塩分のとりすぎが原因なので、カリウム豊富なジュースで排出を

朝起きたら、まぶたや顔全体がはれぼったくなっていた……。さわやかな一日のスタートを台無しにするこの「むくみ」は、多くの場合、食事が原因です。

塩分（ナトリウム）の多い食事をするとむくみやすくなることは経験的におわかりだと思いますが、それはカラダが大量に入ってきた塩分を薄めようとして、必要以上の水分をため込むからです。

私たちのカラダは、ナトリウムとカリウムのバランスによって細胞の水分量が保たれています。ナトリウムが必要以上に多く、カリウムが少ない場合、細胞の水分が本来あるべきところから外側ににじみ出てしまい、これがむくみとなります。

外食が多かったり、加工食品やインスタント食品を食べる機会が多い方は、塩分過剰になっているかもしれません。

ふだんからむくみやすい方は、食事での塩分摂取を控えることも大切ですが、カリウムの豊富な野菜やフルーツを積極的にとるように心がけましょう。

カリウムには、余分な塩分を汗や尿として体外に排出する働きがあるからです。

そこで提案したのが、カリウムたっぷりの〈むくみ解消ジュース〉。

カリウムは水に溶けやすい性質を持っているのですが、ジュースにすれば溶け出たカリウムもすべてとれるのでおすすめです。

ジュースに使われている豆乳、かぼちゃ、バナナ、じゃがいも、アボカドは、すべてカリウムが豊富な食材です。

寝起きにまぶたや顔がむくんでいたら、カリウムいっぱいのこのジュースを飲んで、スッキリした顔で一日をスタートさせましょう。

ただし、腎臓機能が悪い方で尿排泄が困難な方は、カリウムのとりすぎには注意が必要です。医師に相談してください。

髪つやつやジュース

小松菜＋かぼちゃ＋アスパラガス

材料

小松菜…20ｇ（1/2株）
かぼちゃ…50ｇ（4㎝角強）
アスパラガス
…20ｇ（細2本）
水…120㎖

作り方

かぼちゃ、アスパラガスは電子レンジで柔らかくなるまで加熱する。
すべての材料をミキサーに入れて撹拌する。

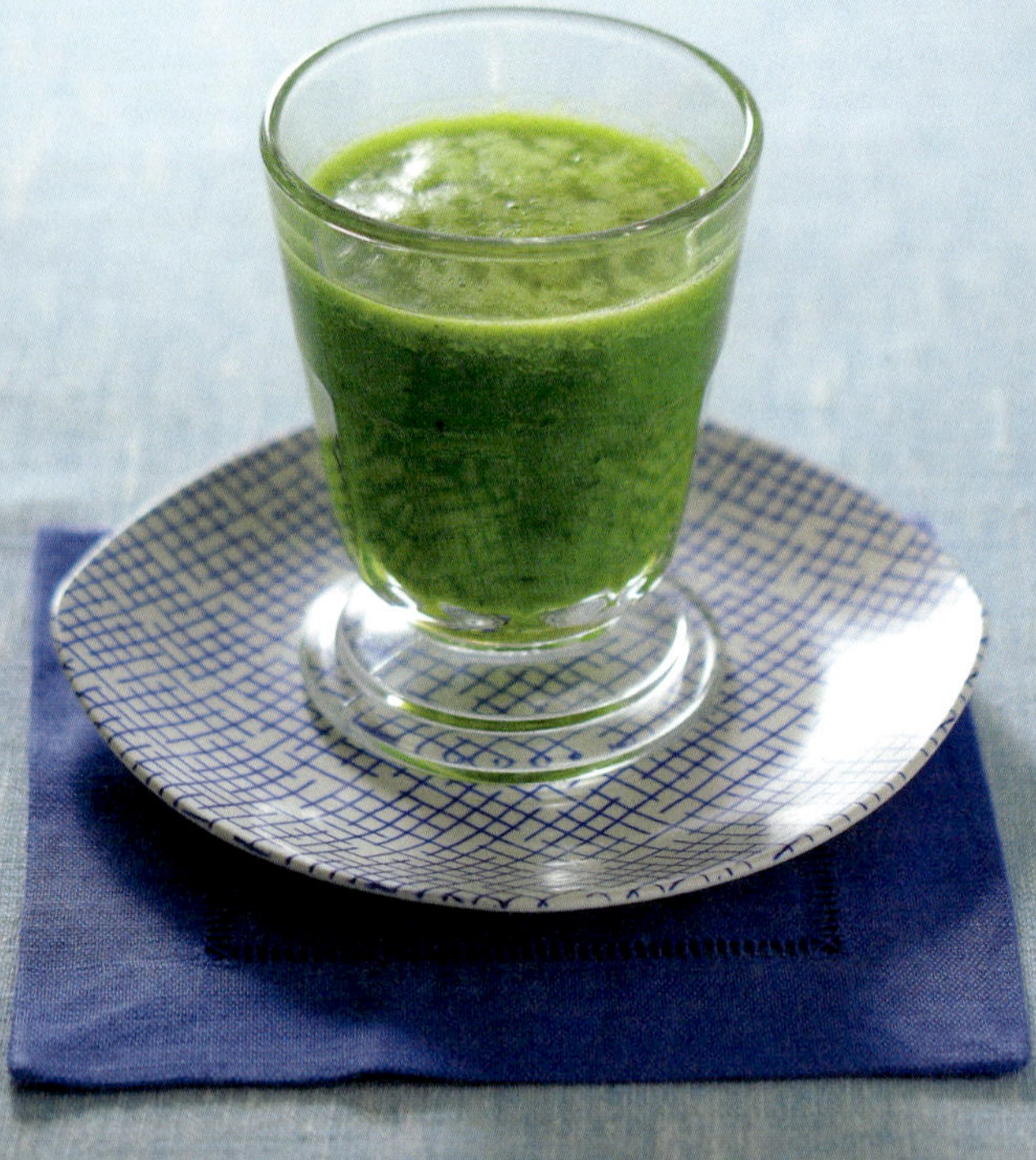

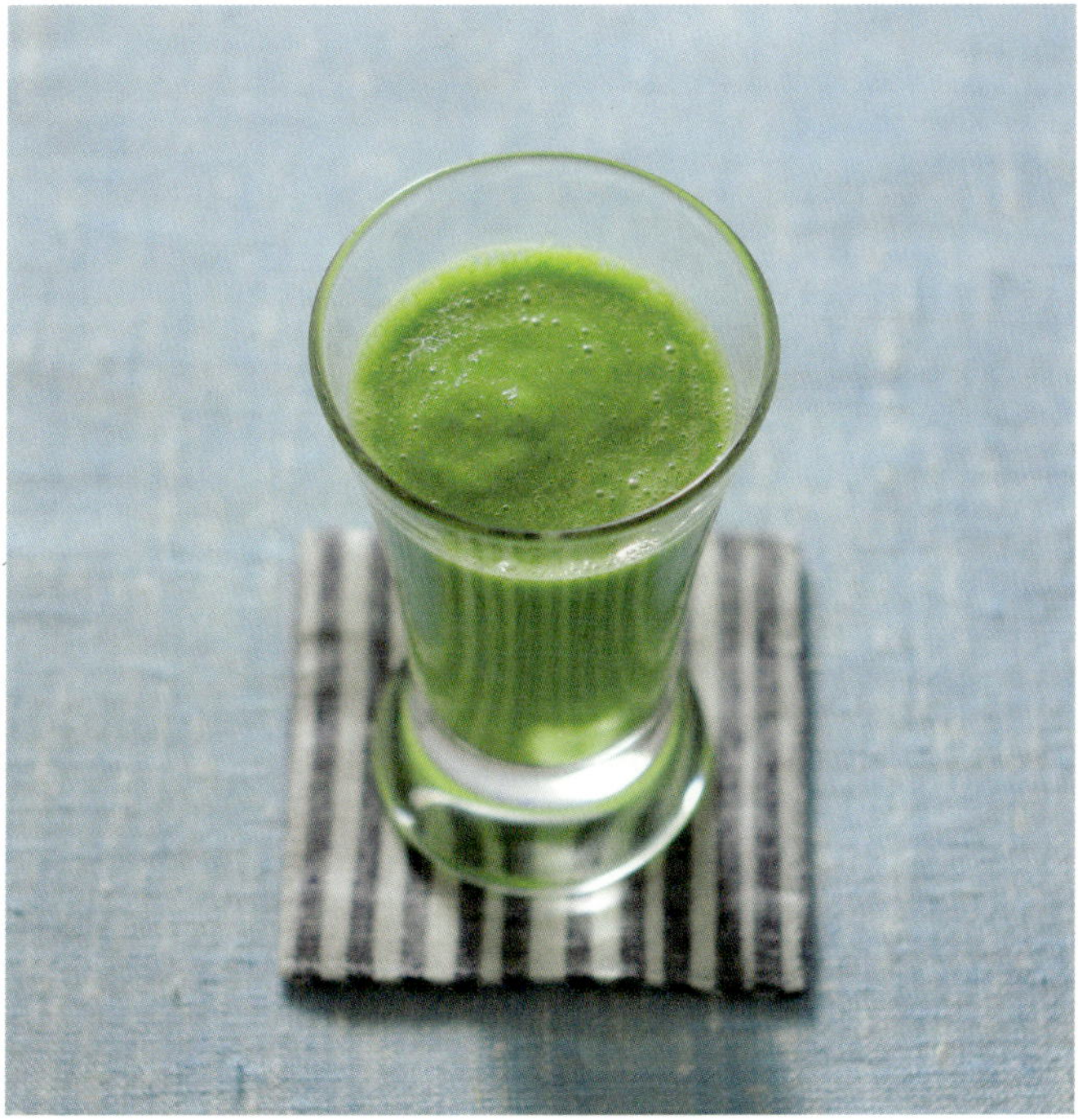

水菜＋ブロッコリー＋アボカド

材料

水菜…25g（1/4株）
ブロッコリー…25g（2房）
アボカド…25g（1/8コ）
水…120mℓ

作り方

ブロッコリーは電子レンジで加熱する。
すべての材料をミキサーに入れて撹拌する。

〈髪つやつやジュース〉の秘密

うるおいのある髪の毛には、亜鉛、カルシウム、ビタミンAが決め手

髪の毛が美しい人は、肌がきれいな人と同じくらい、実年齢より若く見えます。「髪は女の命」といわれるように、女性にとってはなおのこと。つやつやでサラサラの髪に憧れている人は少なくないでしょう。

しかし悲しいことに、年齢を重ねるにつれてボリュームが減ったり、パサパサになったりと、髪の問題は増えていくのが現実です。

みなさんの中にも、最近、髪のつやがなくなってきた、乾燥がひどくなった、細くなった、頭皮が硬くなったなどなど、髪の悩みをお持ちの方も多いと思います。

また、若い女性でも、ダイエットで欠食したり、単品ダイエットをしたりして栄養の偏りがあると、毛髪に問題が起こる可能性があります。

というのも、毛髪や頭皮の健康にも、食事が大きく影響しているからです。

亜鉛、カルシウム、ビタミンA――この3つが、つやつやの髪に必要な栄養素です。

髪は、ほとんどがケラチンというたんぱく質からできています。たんぱく質は亜鉛がないと合成できません。亜鉛不足は抜け毛の原因になります。

カルシウムには、髪につやを与える作用があります。

ビタミンAは、頭皮の新陳代謝を活発にして、うるおいを保ちます。また抗酸化作用もあるため、活性酸素の害から毛髪や頭皮を守ります。

亜鉛は小松菜、かぼちゃ、アスパラガス、水菜、ブロッコリー、アボカドに、カルシウムは小松菜と水菜に豊富に含まれています。

カラダの中でビタミンAに変わるβ-カロテンは、小松菜、かぼちゃ、アスパラガス、水菜、ブロッコリーなどの緑黄色野菜にたっぷり含まれています。

髪にうるおいがなくなったなぁ、ボリュームがなくてぺたっとしてしまうなぁとお悩みの方は、ぜひ一度、このジュースを試してみてください。

加齢臭が気になる人のジュース

トマト＋小松菜＋スイートコーン

材料

トマト…150ｇ（1コ）
小松菜…20ｇ（1/2株）
スイートコーン（缶詰）
…30ｇ

作り方

すべての材料をミキサーに入れて撹拌する。

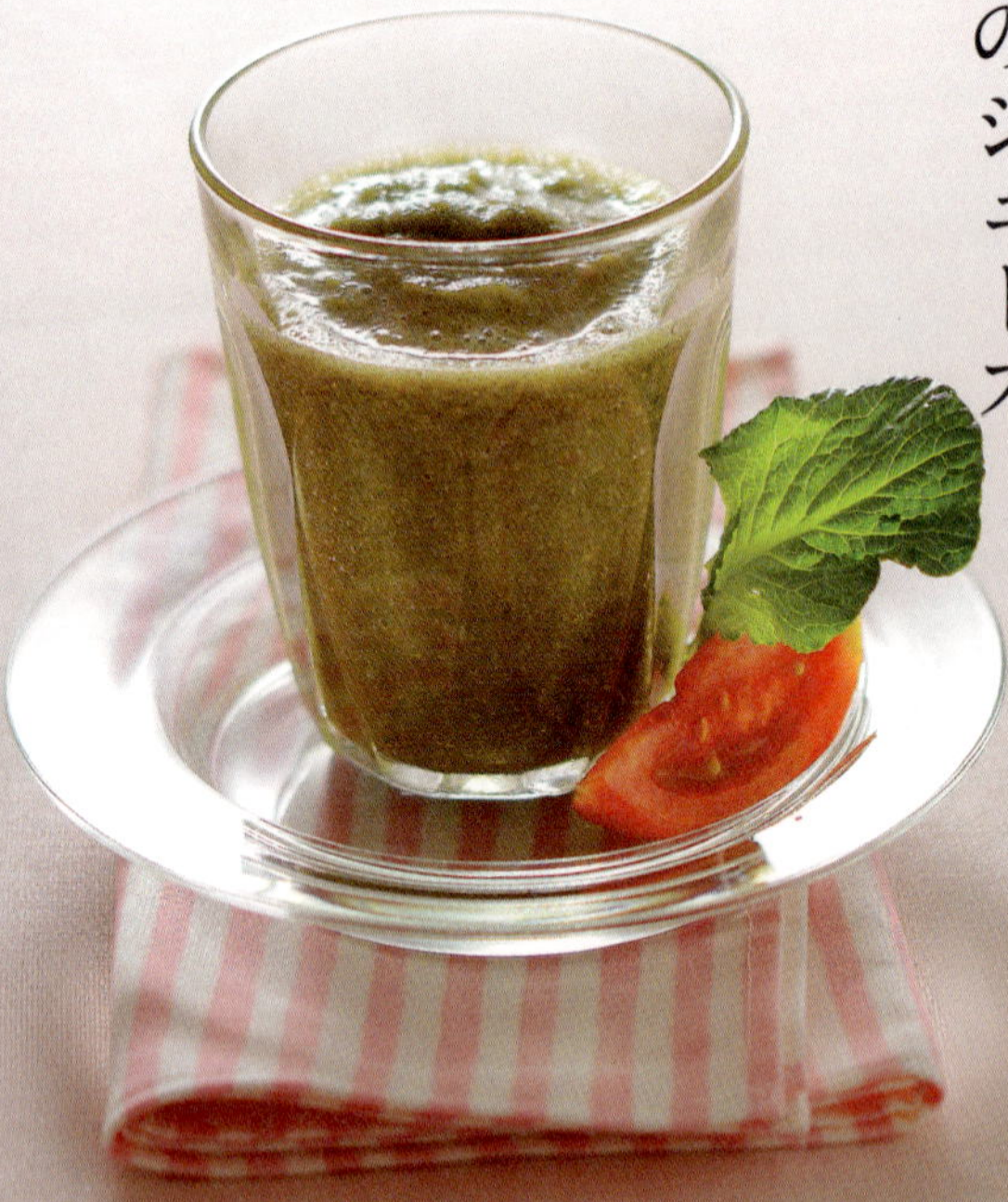

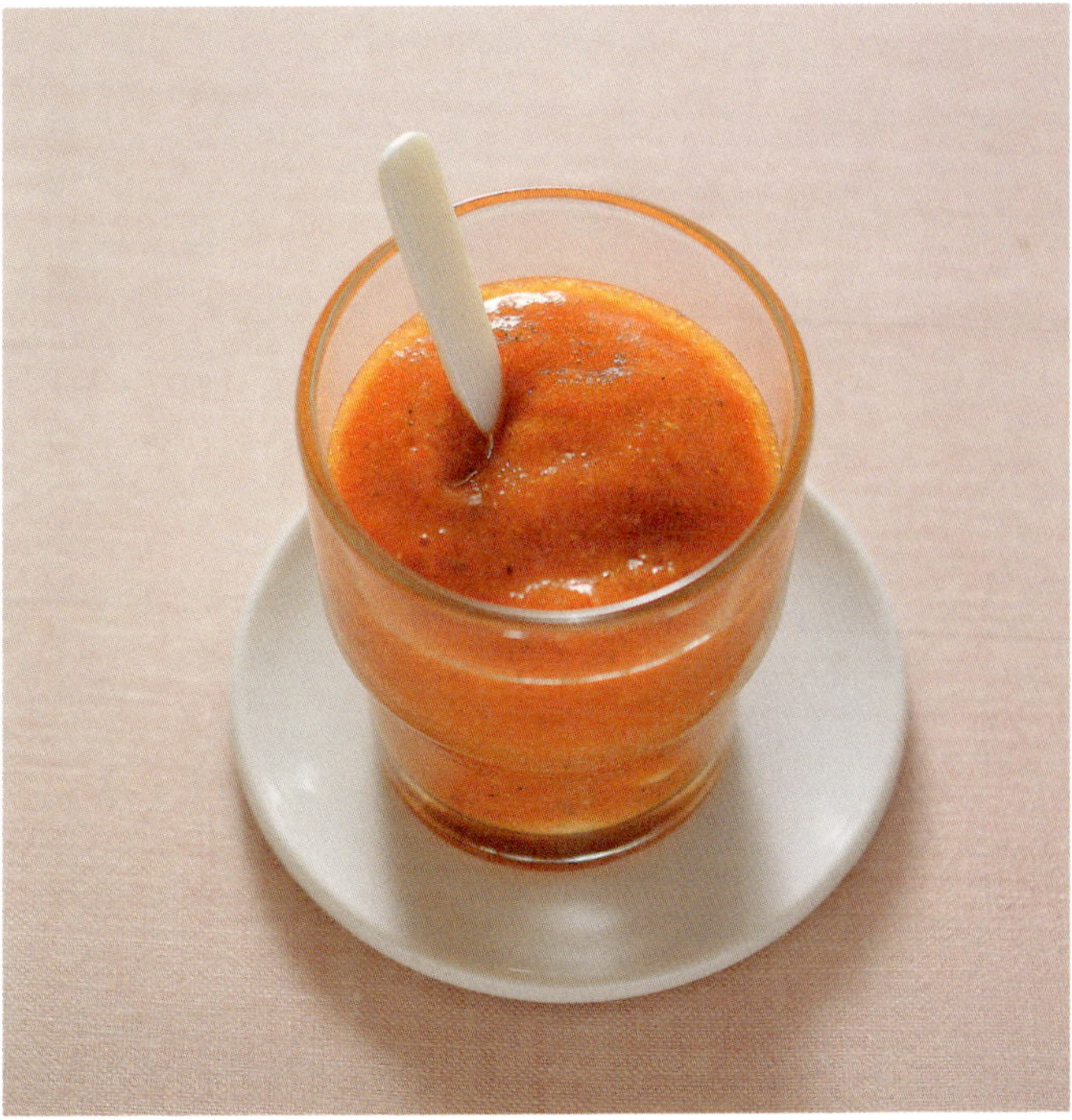

トマト＋かぼちゃ＋赤パプリカ

材料

トマト…150g（1コ）
かぼちゃ…20g（4㎝角弱）
赤パプリカ…20g（1/5コ）

作り方

かぼちゃは電子レンジで柔らかくなるまで加熱する。
すべての材料をミキサーに入れて撹拌する。

〈加齢臭が気になる人のジュース〉の秘密

ビタミン・エースとファイトケミカルの抗酸化力で、気になるにおいを予防

年齢とともにしのびよる加齢臭。40歳をすぎた頃から、男女ともに増えてくるといわれています。

見た目をどんなに若々しく装っても、加齢臭がただよっていると実年齢より老けて見えてしまうでしょう。

加齢臭の正体は、ノネナールという物質のにおいです。

ノネナールは、加齢によって現れてくる脂肪酸（脂質を構成する成分の一種）に、過酸化脂質や皮膚の常在菌が関与することで発生します。

過酸化脂質とは、脂質が活性酸素によって酸化したもの。活性酸素はノネナールの発生にも関与しているため、活性酸素の働きを抑えることが、加齢臭を予防するうえ

でもっとも大切です。

そのためには、抗酸化物質を食事でとる必要があります。

抗酸化物質には、「ビタミン・エース」と呼ばれる抗酸化ビタミンのビタミンA、ビタミンC、ビタミンEと、野菜やフルーツの色、香り、苦みを構成する成分のファイトケミカルがあります。ビタミン・エースとファイトケミカルで、加齢臭を撃退しましょう。

抗酸化物質は、単独でとるよりも数種類を一度にとったほうが抗酸化力が大きくなります。複数の食材を一度にとれるという点で、ジュースは最適です。

ジュースの材料であるトマト、小松菜、スイートコーン、かぼちゃ、赤パプリカのすべてに、ビタミンA、ビタミンC、ビタミンEが入っています。

そして、それぞれの野菜やフルーツが持つファイトケミカルも、トマトのリコピン、小松菜のクロロフィル、かぼちゃのβ-カロテンなど、バラエティに富んでいます。

この手作りジュースには、はかりしれない抗酸化力がいっぱいです。

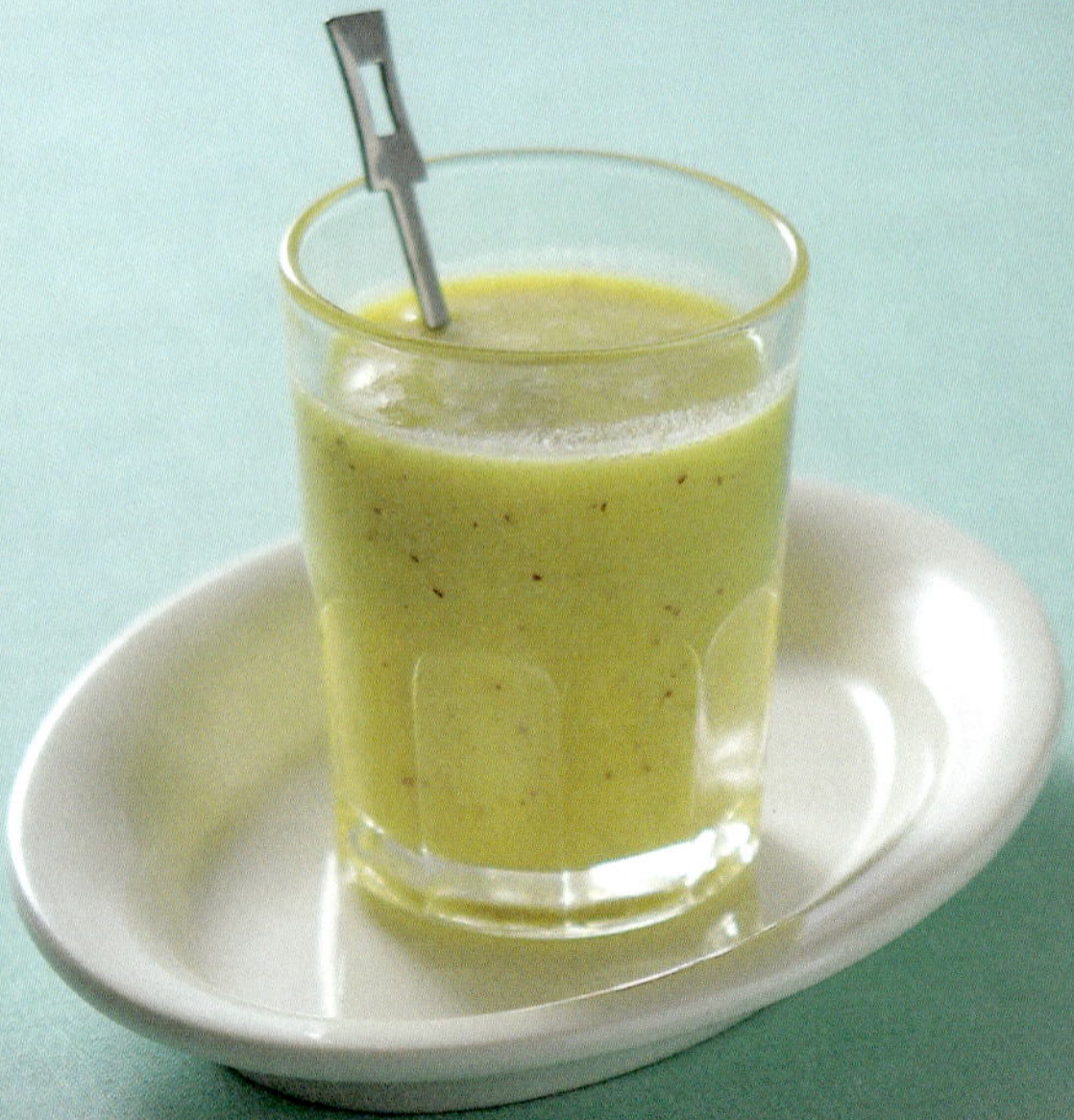

メタボ改善ジュース

さつまいも＋スイートコーン＋大豆の水煮

材料

さつまいも…25g(1/10本)
スイートコーン(缶詰)…25g
大豆の水煮…25g
水…120㎖

作り方

さつまいもは柔らかくなるまで、水からゆでる。
すべての材料をミキサーに入れて撹拌する。

かぼちゃ＋モロヘイヤ＋アボカド

材料

かぼちゃ…30ｇ(4㎝角)
モロヘイヤ…20ｇ(1/6袋)
アボカド…25ｇ(1/8コ)
水…120㎖

作り方

かぼちゃ、モロヘイヤは電子レンジで柔らかくなるまで加熱する。
すべての材料をミキサーに入れて撹拌する。

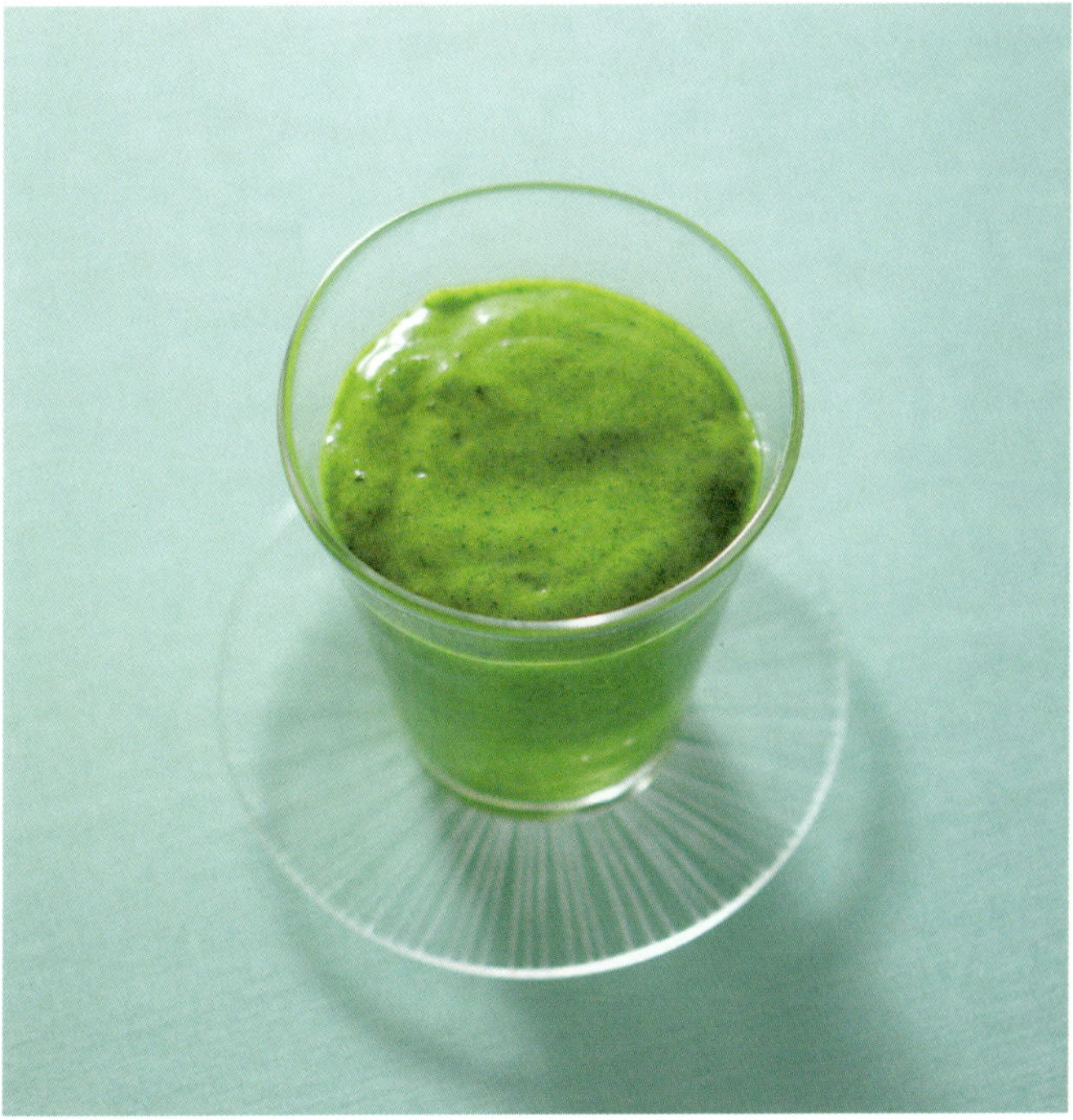

〈メタボ改善ジュース〉の秘密

ビタミンB群と食物繊維で、エネルギー代謝を高めましょう

近年、生活習慣病は、過剰な内臓脂肪の蓄積が原因で起こる代謝（メタボリック）の異常であることがわかってきました。

メタボリックシンドロームの主な原因は、食べすぎによる内臓脂肪の蓄積です。

そこで内臓脂肪を減らすために運動やダイエットに挑戦しますが、なかなか思い通りに減っていかずに、挫折する人も少なくないようです。

思い通りに脂肪が減らないのは、カラダのエネルギー代謝が悪くなっていることが要因のひとつかもしれません。

エネルギー代謝が悪いのは、ひとつには加齢に原因があります。そしてもうひとつ、代謝に必要な栄養素が不足している可能性があります。

糖質の代謝にはビタミンB1、脂質の代謝にはビタミンB2、たんぱく質の代謝にはビタミンB6が深く関わっています。

これらのビタミンが不足しているとエネルギー代謝がうまくいかず、脂肪としてカラダに蓄積されやすくなるのです。

また、食物繊維も食べすぎによる内臓脂肪の蓄積を防ぐのに効果を発揮します。食物繊維には便秘の改善をはじめ、血糖の急上昇を抑制してインスリンが大量に分泌されるのを防いだり、余分なコレステロールやナトリウムを排出したりする作用があります。

メタボ予防、メタボ改善のために、ビタミンB群と食物繊維をカラダに補給してエネルギー代謝をあげましょう。

ビタミンB1、ビタミンB2、ビタミンB6は、スイートコーン、モロヘイヤ、アボカドに豊富です。

食物繊維はさつまいも、スイートコーン、大豆の水煮、かぼちゃ、モロヘイヤ、アボカドに多く含まれています。

元気はつらつジュース

大豆の水煮＋カリフラワー＋黄パプリカ＋バナナ

材料

大豆の水煮…20g
カリフラワー…20g（1房）
黄パプリカ…20g（1/5コ）
バナナ…40g（1/4本）
水…100㎖

作り方

すべての材料をミキサーに入れて撹拌する。

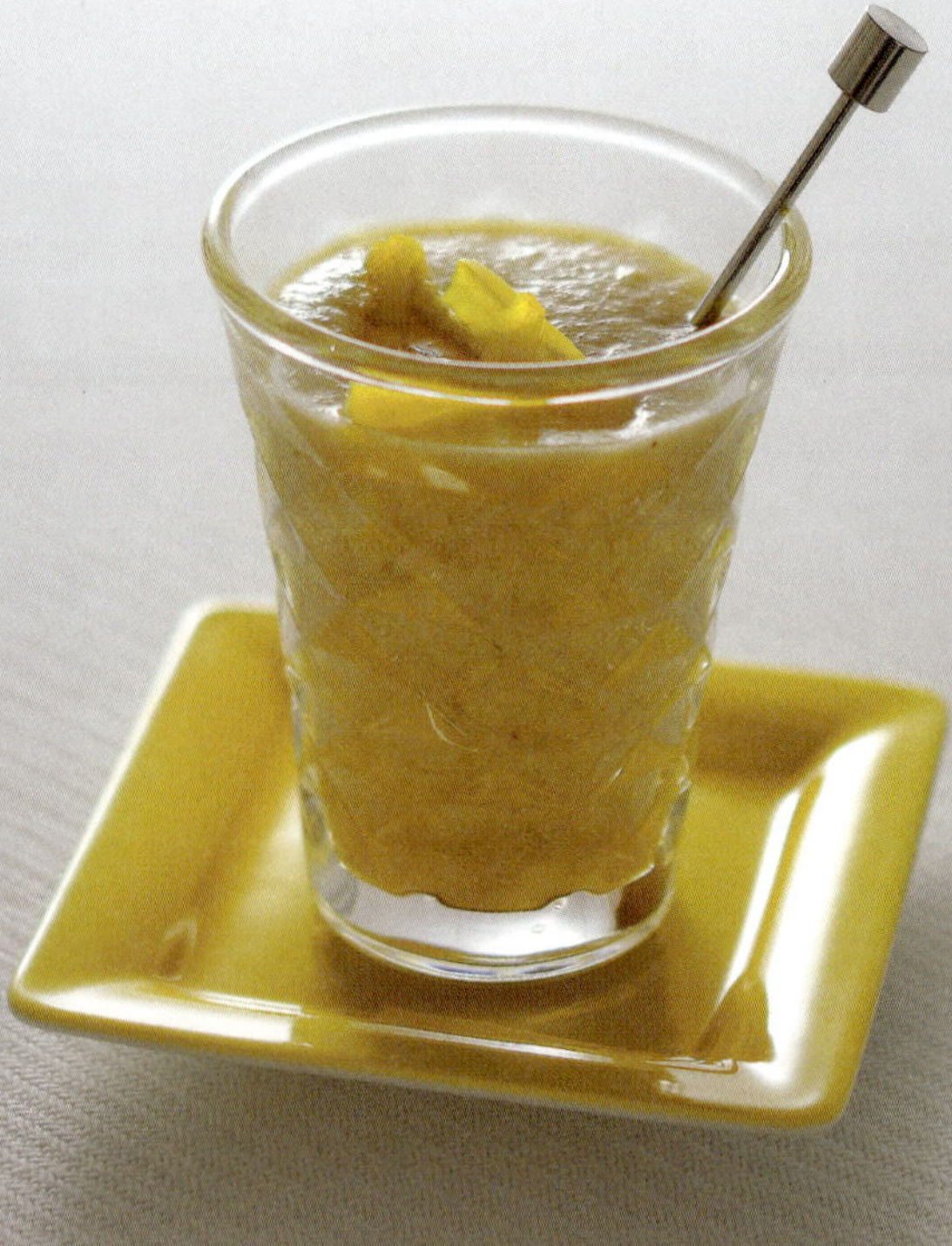

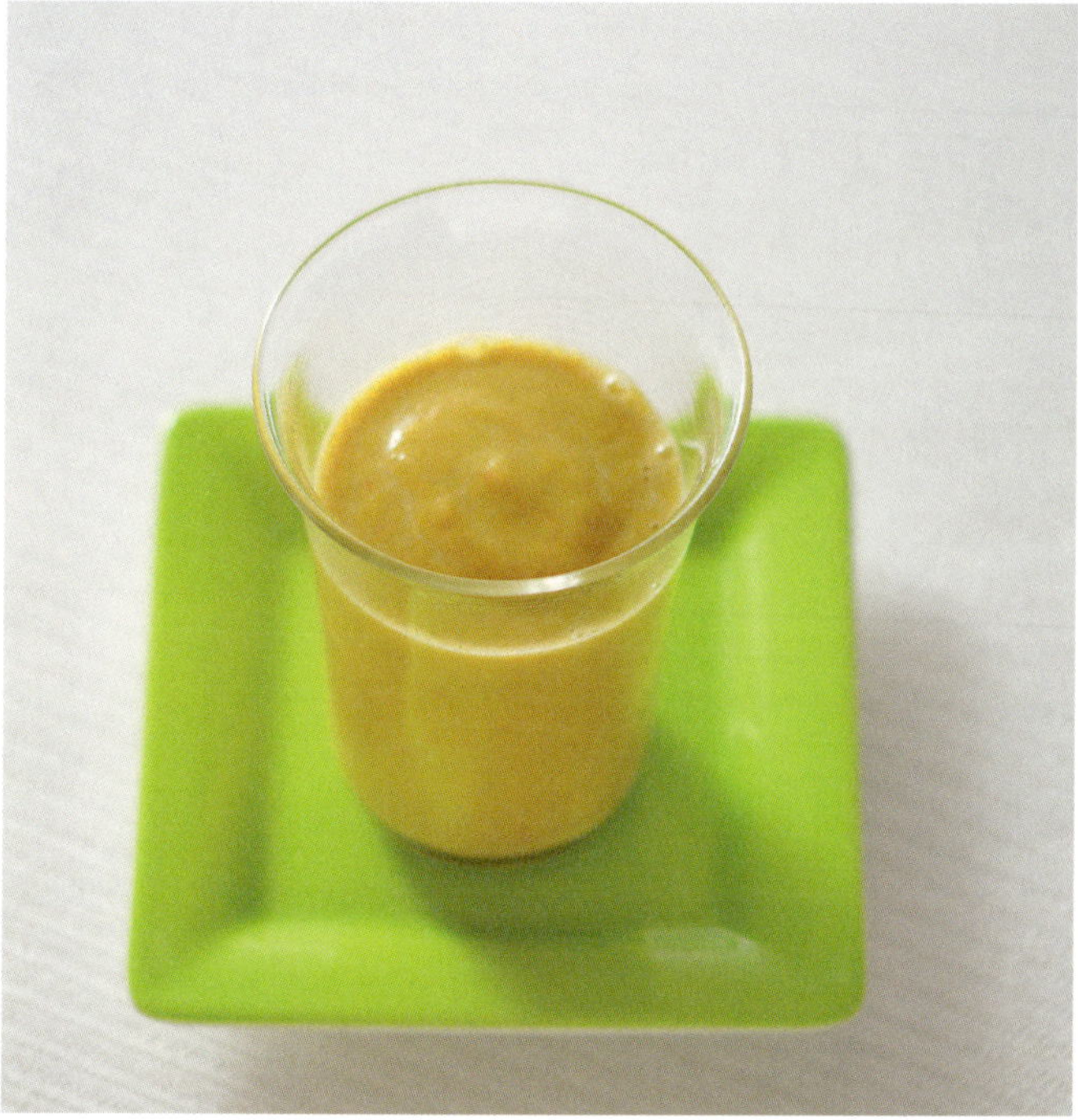

スイートコーン＋アスパラガス＋赤パプリカ＋アボカド

材料

スイートコーン(缶詰)…20g
アスパラガス…20g(細2本)
赤パプリカ…20g(1/5コ)
アボカド…20g(1/10コ)
水…100㎖

作り方

アスパラガスは電子レンジで加熱する。
すべての材料をミキサーに入れて撹拌する。

〈元気はつらつジュース〉の秘密

疲れていると老けて見えがち。疲労やストレスに負けないエネルギーをチャージ

身体的にも精神的にも負担がかかると、心やカラダにいろいろな変化が起きはじめ、「疲れ」として、カラダがサインを出します。そして、いつの間にか見た目も老けて見えるようになります。ビタミンB_1、ビタミンB_2、ビタミンB_6、ビタミンCを補給して、疲れに負けないエネルギーをチャージしましょう。

ビタミンB_1には、筋肉や神経の疲れを和らげる働きがあります。

ビタミンB_2は、エネルギー産生に関与しています。

ビタミンB_6は、中枢神経の働きを正常に保ちます。

ビタミンCは、ストレスに対抗するホルモンの分泌機能を活性化します。

紹介したふたつのジュースには、これらの栄養素がまんべんなく入っています。

カラダがサビない朝ジュース

本当の若さとは、カラダの内側からにじみ出てくるもの。
細胞を酸化させる活性酸素を撃退する、
腸内環境を整える、成長ホルモンの分泌を促す……など、
老けないカラダづくりを目指しましょう。

抗酸化力を高めるジュース

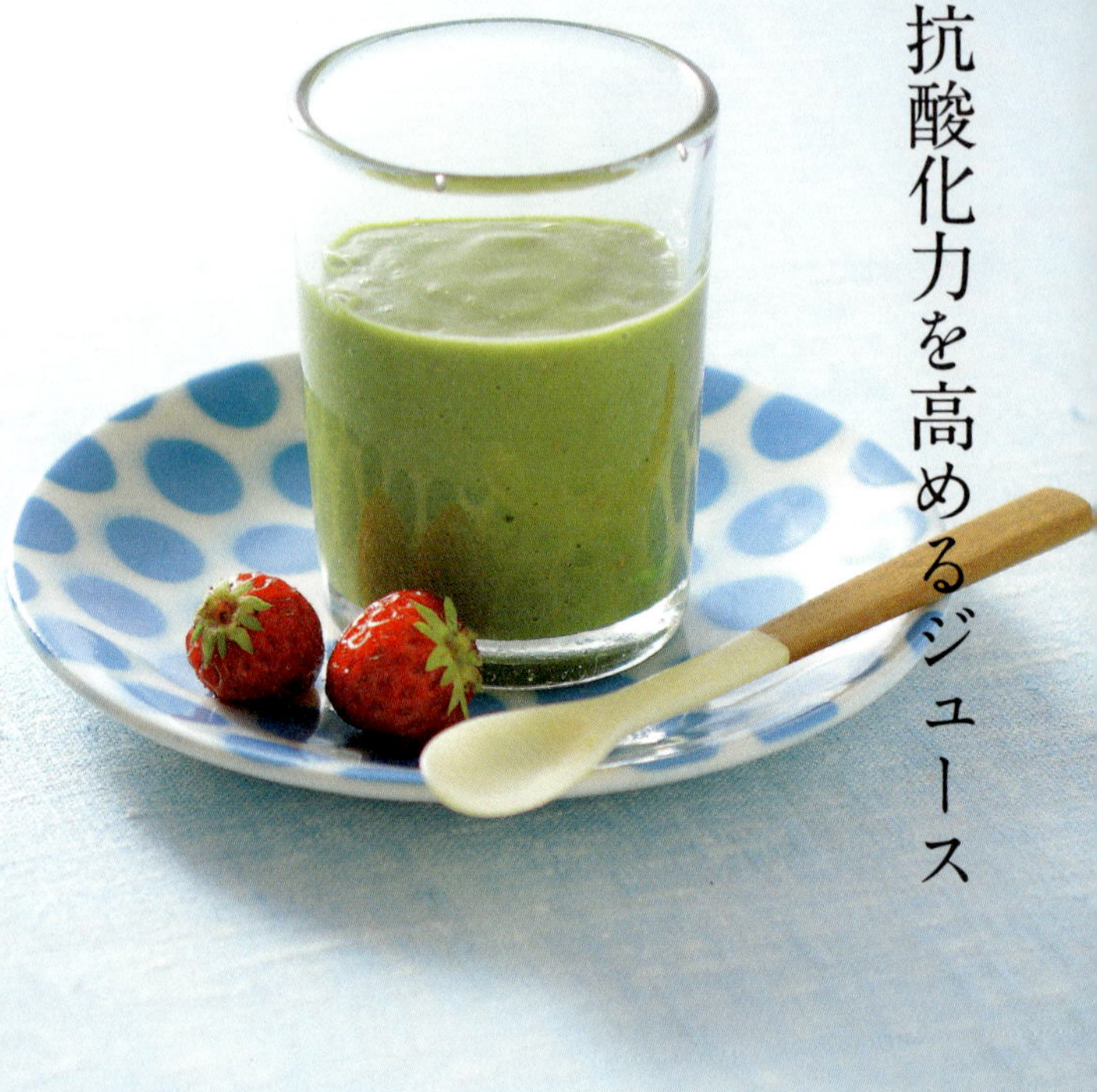

小松菜＋アボカド＋いちご

材料

小松菜…20ｇ（1/2株）
アボカド…20ｇ（1/10コ）
いちご…80ｇ（5コ）
水…60㎖

作り方

すべての材料をミキサーに入れて撹拌する。

ブロッコリー+モロヘイヤ+ピーマン

材料

ブロッコリー…30g(2房)
モロヘイヤ…20g(1/6袋)
ピーマン…30g(1コ)
水…100㎖

作り方

ブロッコリー、モロヘイヤは電子レンジで加熱する。
すべての材料をミキサーに入れて撹拌する。

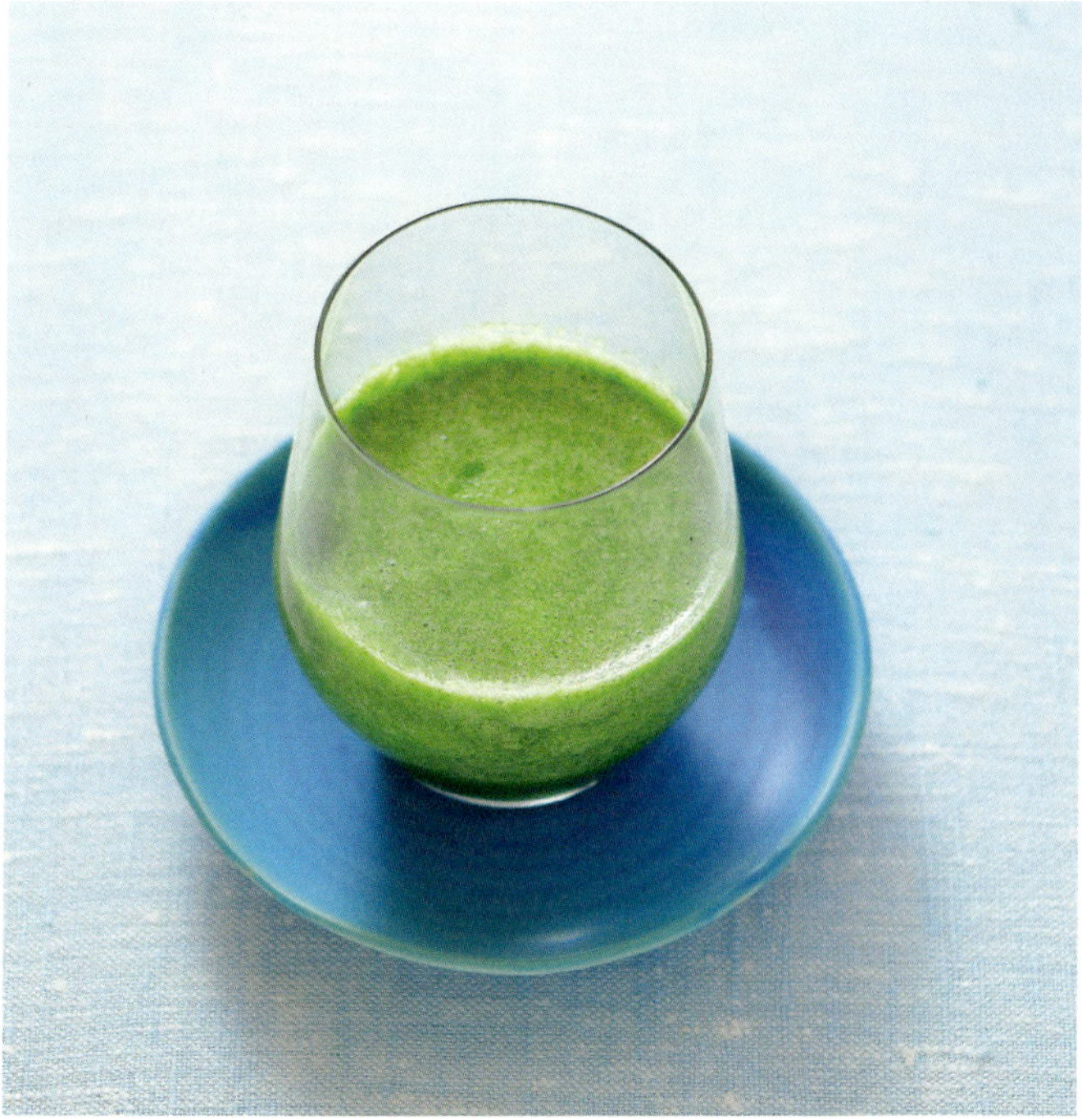

〈抗酸化力を高めるジュース〉の秘密

抗酸化酵素で、カラダの細胞の酸化を食い止めましょう

カラダの細胞を酸化（サビ）させ、その正常な働きを失わせる活性酸素は、老化の原因のひとつ。活性酸素には細菌を殺す大事な働きもあるのですが、増えすぎるとカラダの細胞を攻撃し、老化を早めてしまうのです。

私たちのカラダは、体内で活性酸素が生まれると、それを撃退して細胞の酸化を抑える仕組みになっています。

これが「抗酸化」と呼ばれる働きです。

抗酸化には、野菜やフルーツが持っている抗酸化ビタミンやファイトケミカルなどの力が必要となります。

そしてもうひとつ、抗酸化のために体内で重要な働きをしているものがあります。

それは、カラダの中でつくられる「抗酸化酵素」です。

抗酸化酵素には、スーパーオキシドジムスターゼ、グルタチオンペルオキシダーゼ、カタラーゼの3種類があり、それぞれセレン、亜鉛、鉄といったミネラルが関与することでつくられます。

そのため、これらのミネラルが不足すると、カラダは抗酸化酵素をつくることができなくなってしまうのです。

活性酸素に負けない体内環境づくりには、セレンや亜鉛、鉄などのミネラルが欠かせません。

紹介したふたつのジュースには、それぞれの食材にセレンや亜鉛や鉄をはじめ、マンガン、銅などのミネラルが含まれています。

セレンは小松菜、アボカド、ブロッコリー、モロヘイヤに、亜鉛、マンガン、鉄、銅はすべての食材に含まれている栄養素です。

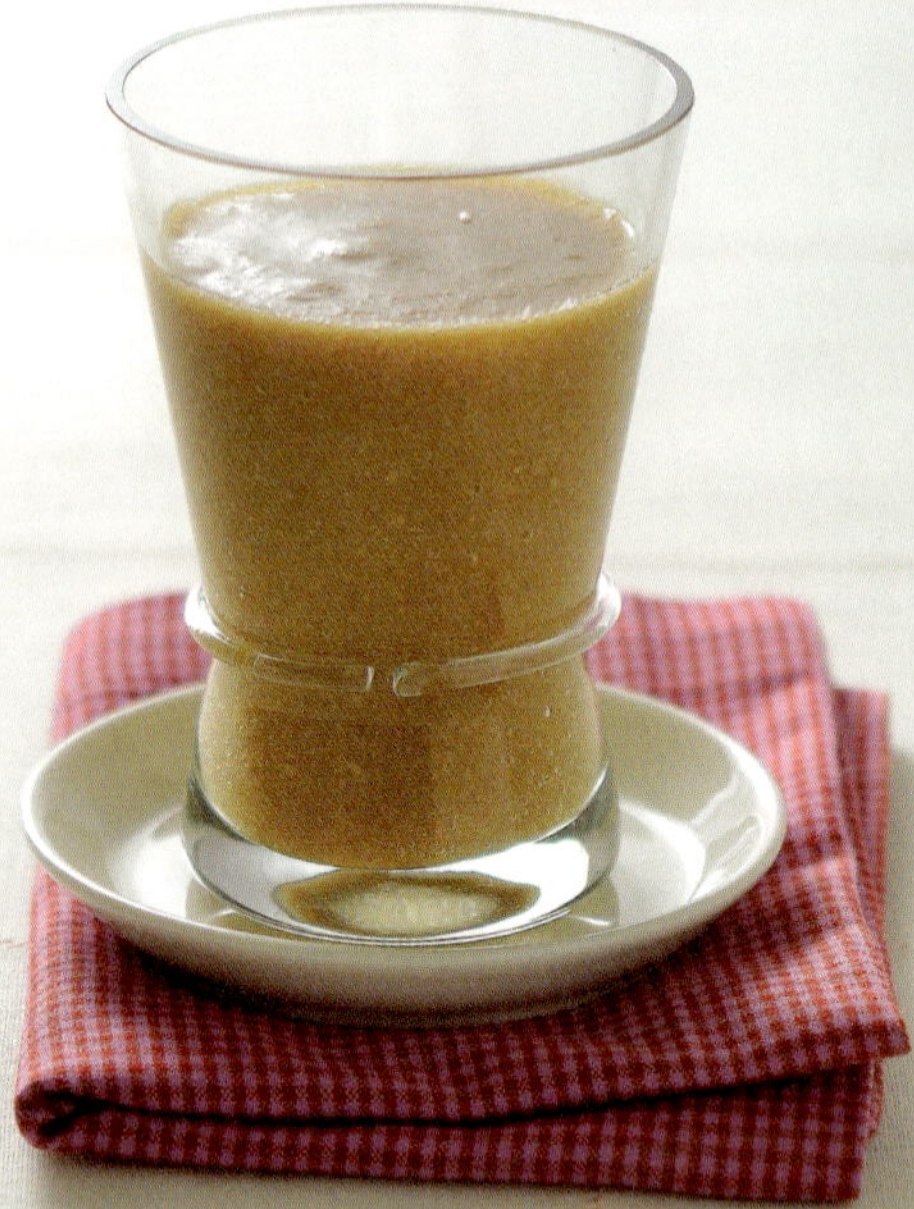

活性酸素を撃退するジュース

トマト＋キャベツ＋いちご

材料

トマト…130g（1コ弱）
キャベツ…30g（1/2枚強）
いちご…40g（2～3コ）

作り方

すべての材料をミキサーに入れて撹拌する。

かぼちゃ＋ズッキーニ＋オクラ

材料

かぼちゃ…40g（4㎝角強）
ズッキーニ…20g（1/10本）
オクラ…20g（2本）

作り方

かぼちゃは電子レンジで柔らかくなるまで加熱する。
すべての材料をミキサーに入れて撹拌する。

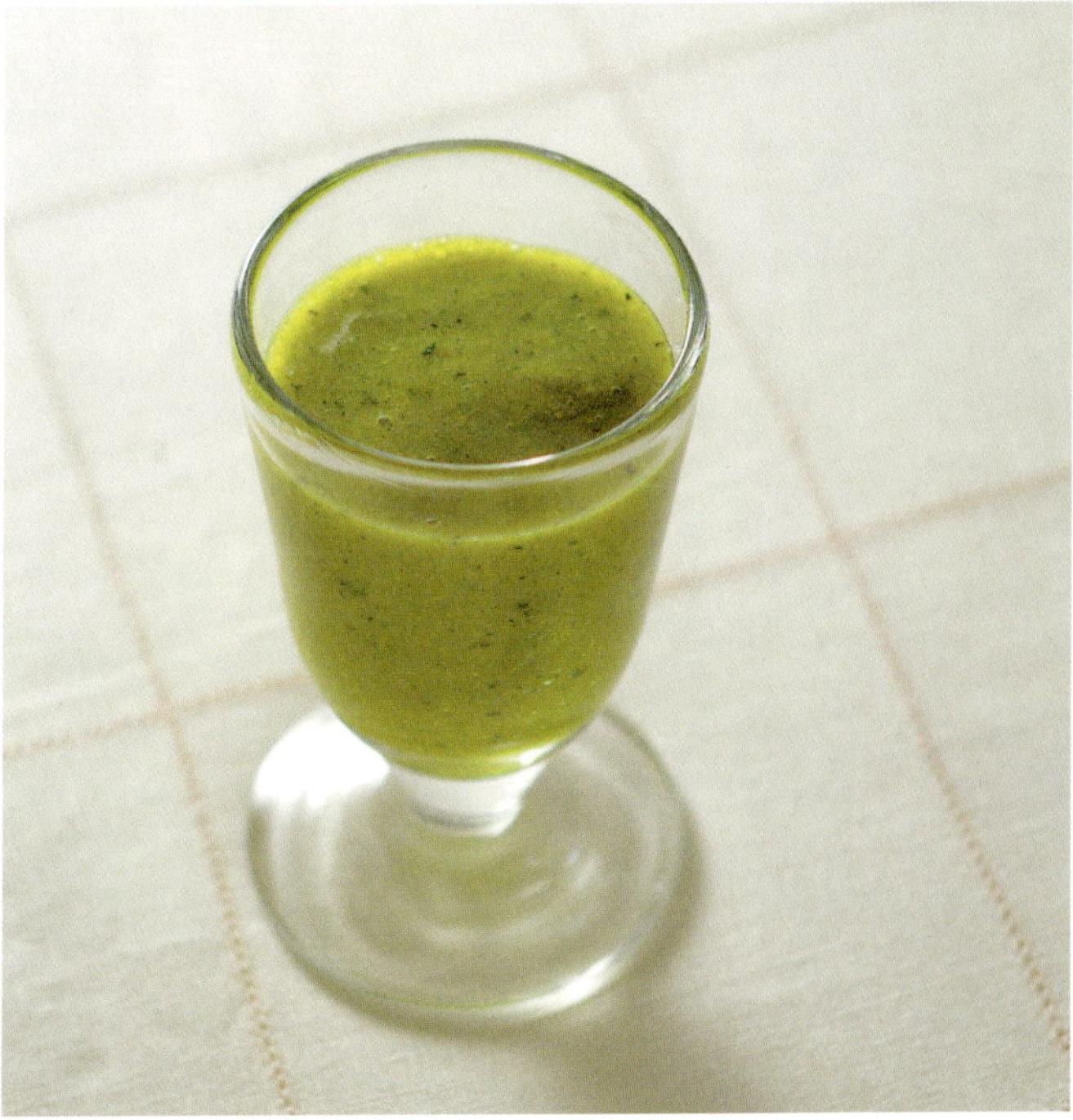

〈活性酸素を撃退するジュース〉の秘密

できてしまった活性酸素は、ファイトケミカルでやっつけます

「ファイトケミカル」。活性酸素をしっかり撃退してくれそうな、いかにも強そうな名前です。

ファイトケミカルは、野菜などの植物が紫外線や害虫などから自分の身を守るためにつくり出す物質。私たちが野菜やフルーツを食べてファイトケミカルを体内に取り込むと、カラダの中で抗酸化力を発揮し、活性酸素と戦って細胞を守ってくれます。そのおかげで、血管の健康が保てたり、細胞を若々しく保てたりするのです。

ファイトケミカルは種類が豊富で、ひとつの野菜の中に数十種類から数百種類も含まれています。そして、その働きもさまざまです。

ファイトケミカルを大きくふたつに分けると、ポリフェノールとカロテノイドにな

ります。

ポリフェノールにはアントシアニン、イソフラボン、カテキン、セサミノール、サポニン、ルチン、タンニンなどがあり、カロテノイドにはβ-カロテン、リコピン、ルテインなどがあります。

これら豊富な種類を持つファイトケミカルの特長を生かした上手なとり方を紹介しましょう。

それは、野菜やフルーツをなるべく幅広くとることです。

各々の野菜が持つファイトケミカルの、その1つひとつの働きが異なるため、相乗効果が期待できます。しかも数種類を一緒にとることで効果を持続させることもできるのです。

〈活性酸素を撃退するジュース〉で使われているトマトのリコピン、キャベツのケンフェロール、いちごのアントシアニン、かぼちゃのβ-カロテン、ズッキーニのルテイン、オクラのクロロフィルといったファイトケミカルが、お互いに協力し合って、できてしまった活性酸素の害からカラダを守ってくれます。

成長ホルモンが増えるジュース

大豆の水煮＋すりごま＋トマト＋オクラ

材料

大豆の水煮…20g
すりごま…小さじ1/2
トマト…140g（1コ弱）
オクラ…15g（1 1/2本）
水…30㎖（大さじ2）

作り方

すべての材料をミキサーに入れて撹拌する。

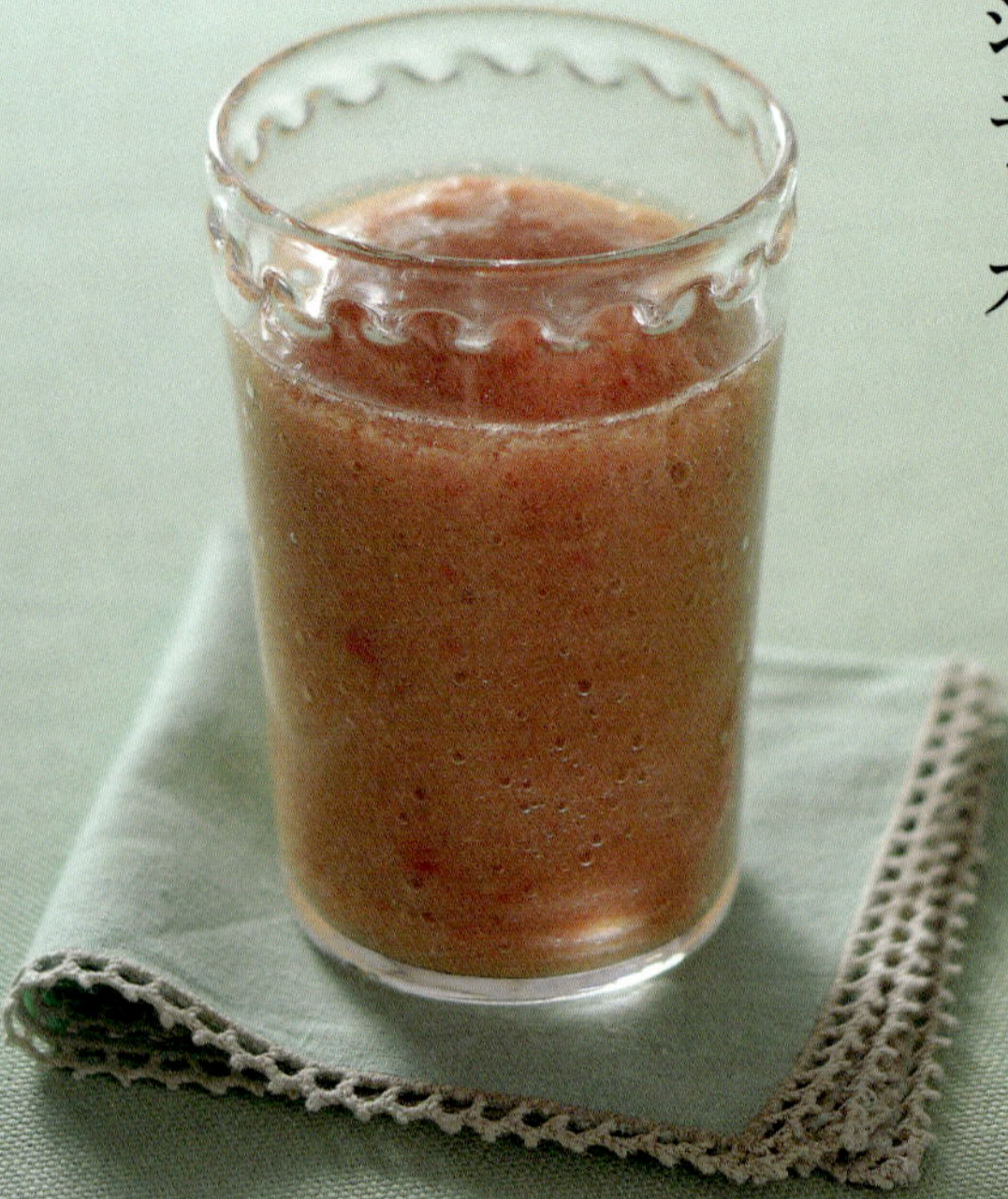

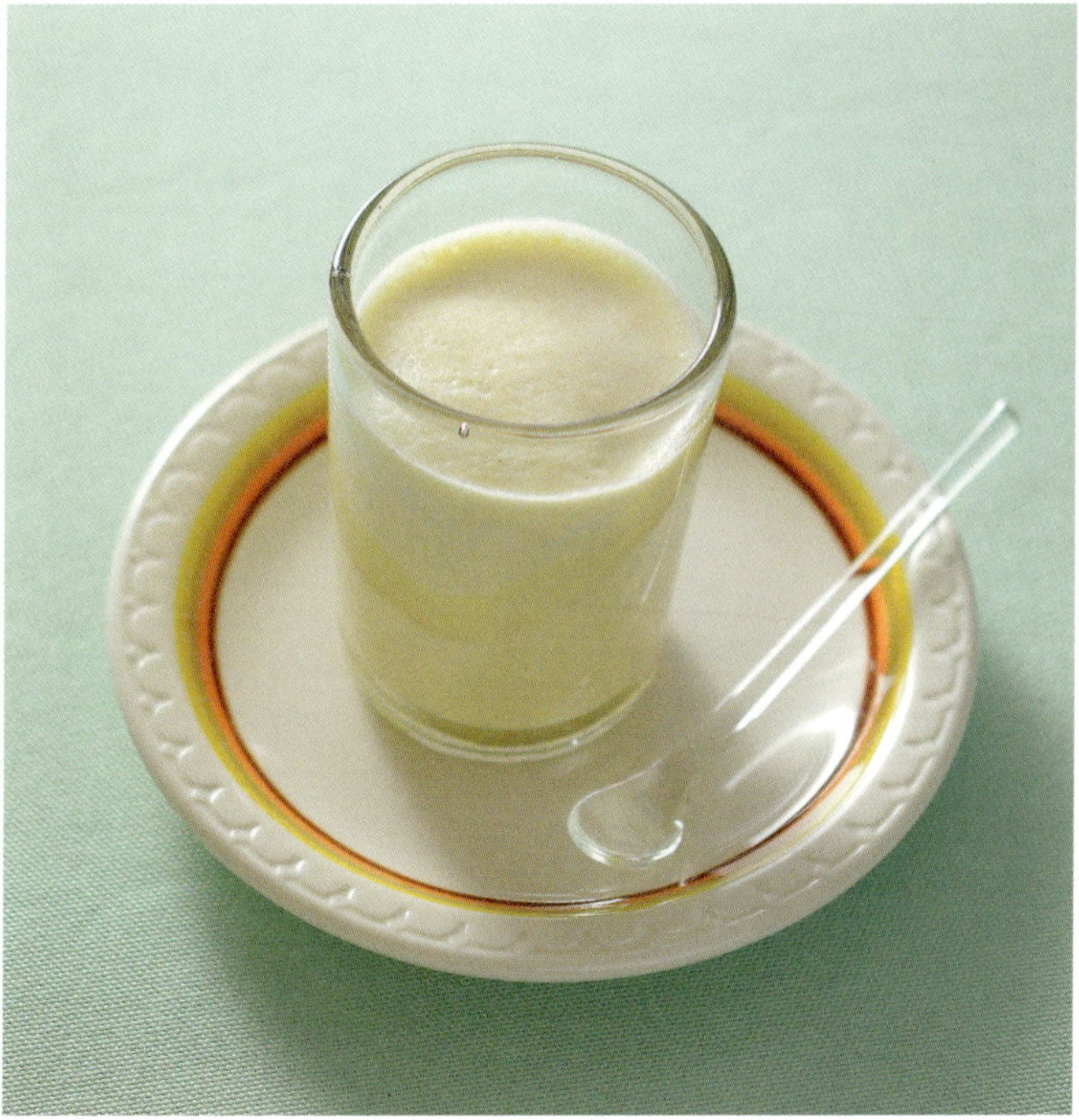

豆乳＋大豆の水煮＋すりごま＋白菜

材料

豆乳…150ml
大豆の水煮…20g
すりごま…小さじ 1/2
白菜…30g（1/3枚）

作り方

すべての材料をミキサーに入れて撹拌する。

別名「若返りホルモン」の分泌を促して、カラダの中から老化予防を

肌のアンチエイジングには、成長ホルモンの活発な分泌が欠かせません。成長ホルモンは、ダメージを受けた肌の新陳代謝を促し、若々しい肌を保つように働きます。そのため、「若返りホルモン」とも呼ばれています。

では、どうすれば成長ホルモンがたくさん分泌されるのでしょうか。

まず大切なのは、ぐっすり眠ることです。

「美人は夜つくられる」という言葉があるように、成長ホルモンは寝ている間に分泌されます。しかも、深い眠りのときに分泌されるのです。

そのため、夜遅い食事や寝酒などを日常的に行っていると、どうしても睡眠が浅くなり、分泌量が減ってくる可能性があります。

深い眠りには、心が安定していることも大切です。心の安定には、セロトニンという脳内の神経伝達物質が重要な役目を果たしています。精神を安定させる作用のあるセロトニンからメラトニンが合成されますが、メラトニンの分泌量が少ないと、寝つきが悪くなります。

セロトニンは、必須アミノ酸であるトリプトファンを原料としてつくられるのですが、このときに必要なのがビタミンB_6、ナイアシン、マグネシウム、鉄です。トリプトファンやビタミンB_6は、大豆や大豆製品に多く含まれています。ナイアシン、マグネシウム、鉄は、〈成長ホルモンが増えるジュース〉の材料のすべてに含まれています。

また、成長ホルモンの分泌には必須アミノ酸のロイシンやアミノ酸のアルギニンが関与しています。ロイシンやアルギニンが豊富な食材も大豆や大豆製品で、そのほかに、ごまにも多く含まれ、紹介したふたつのジュースのどちらにも入っています。

ぐっすり睡眠をとって、翌朝ジュースを飲むことで、成長ホルモンの分泌を促しましょう。あなたの変化に、まわりの人が驚くかもしれませんよ。

腸のデトックスジュース

ココア＋バナナ＋牛乳

材料

ココア（無糖）…小さじ1
バナナ…60ｇ（1/3本）
牛乳…150㎖

作り方

すべての材料をミキサーに入れて撹拌する。

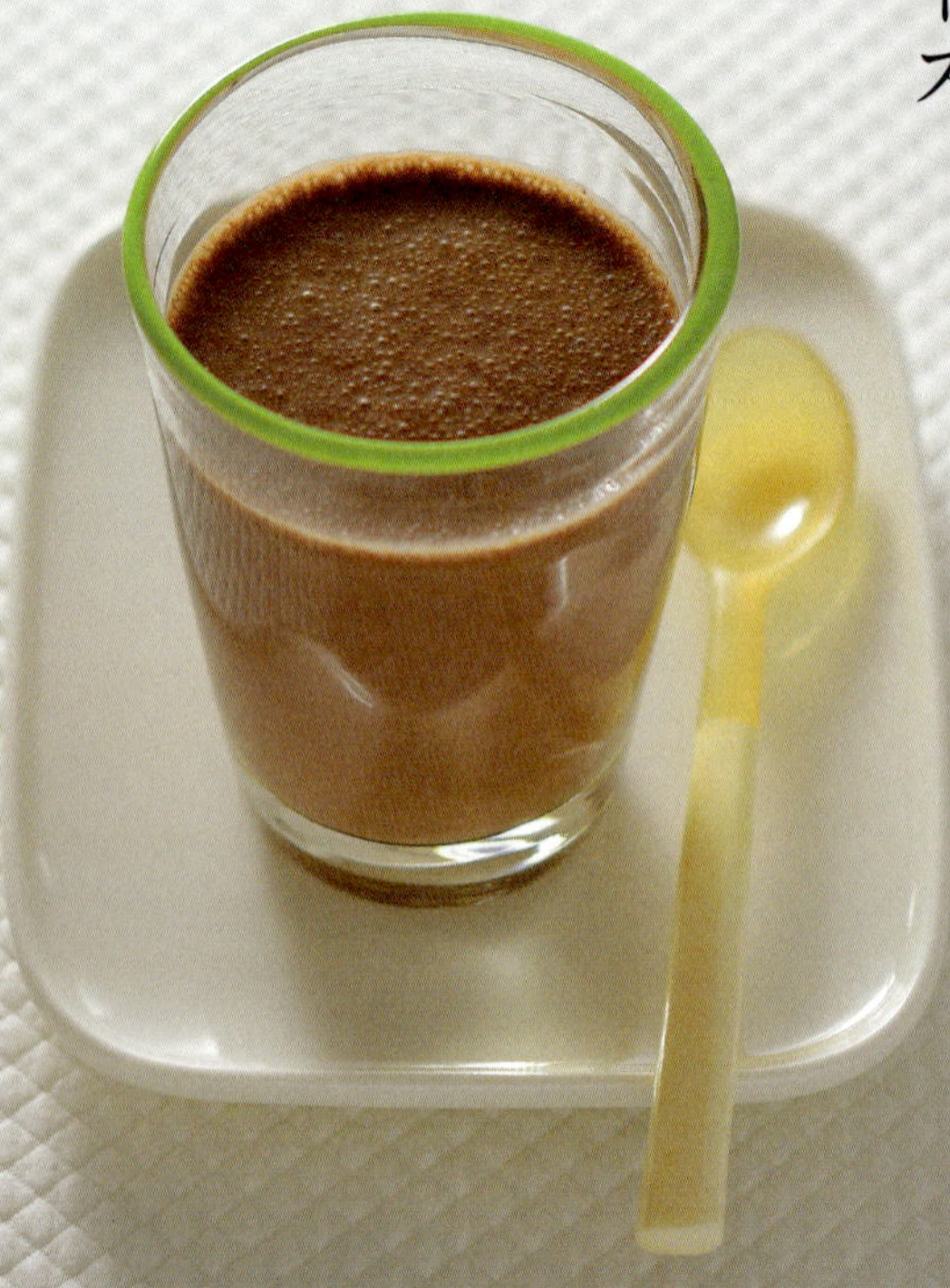

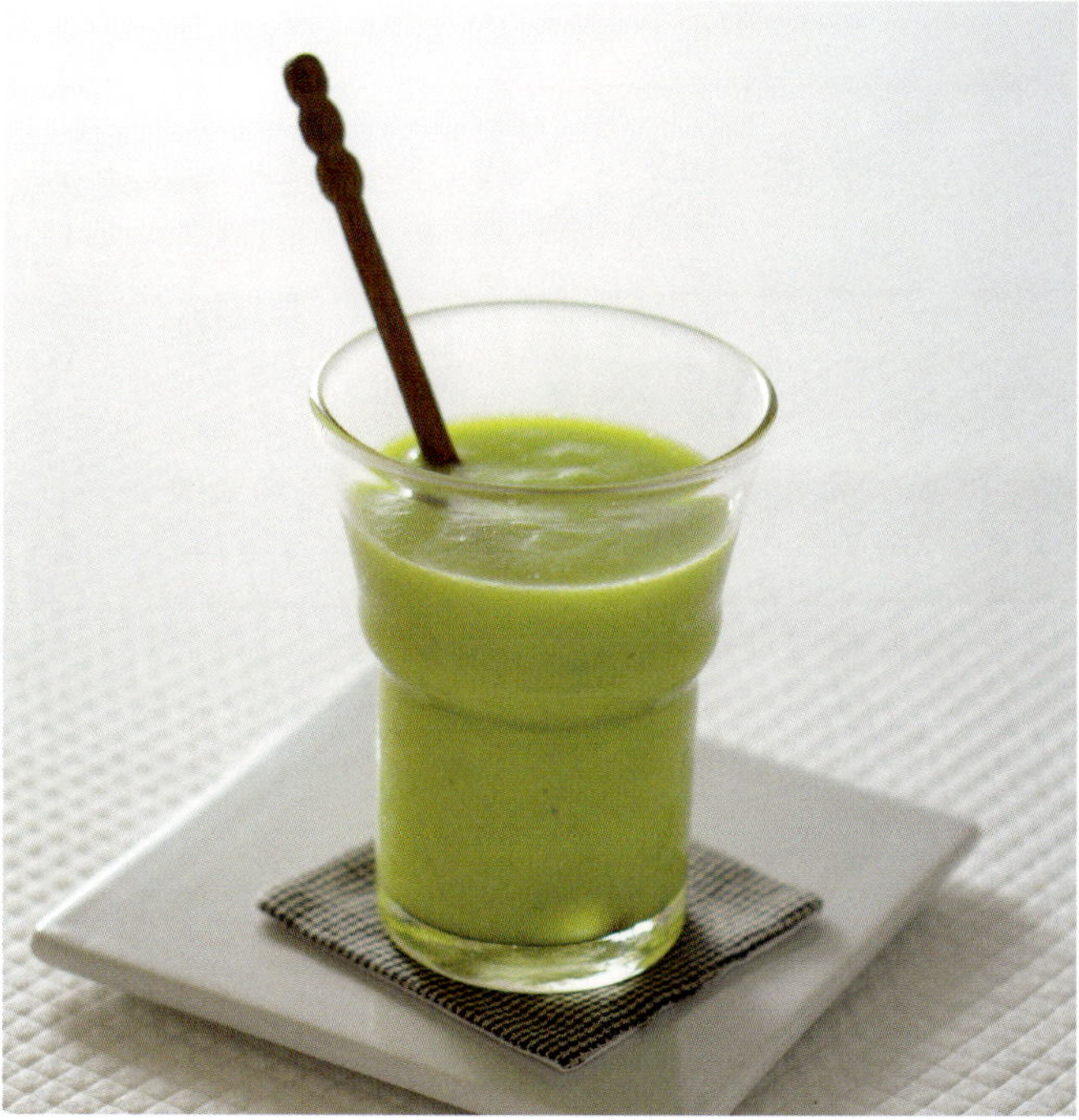

じゃがいも＋スイートコーン＋アスパラガス

材料

じゃがいも…30g（1/4コ）
スイートコーン（缶詰）
…30g
アスパラガス…30g（細3本）
水…110㎖

作り方

じゃがいもは皮をむき、電子レンジで柔らかくなるまで加熱する。
アスパラガスも電子レンジで加熱する。
すべての材料をミキサーに入れて撹拌する。

〈腸のデトックスジュース〉の秘密

便秘はアンチエイジングの大敵。食物繊維とオリゴ糖でお腹すっきり

女性男性に限らず、便秘で悩んでいる人は少なくないようです。

実は便秘は、アンチエイジングにとって、大敵なのです。

便秘が何日も続くと、下腹がポッコリと出てきておばちゃん体型に……。見た目だけでなく、免疫力が低下したり自律神経が乱れたりして、カラダの活力も低下。なんとなく老けた印象になってしまいます。

便秘解消の第一歩は、腸内環境を整えることです。

腸内環境が整えば、善玉菌の働きが活発になり、病原菌を撃退する、免疫力を活性化する、自律神経を整えるなど、幅広い効果を得ることができます。

腸内環境を改善するために欠かせないのが、食物繊維です。便が軟らかくなり、便

の量が増えるので、腸のぜん動運動が活発になります。

そのほかにも食物繊維には、消化管の働きを活発にする、ブドウ糖の吸収速度を緩やかにする、コレステロールの吸収を抑制するといった働きもあります。

食物繊維は、穀類、いも類、豆類、野菜、海藻、きのこ、フルーツ、そして飲み物ではココアに含まれています。ココアには、アンチエイジング効果のある、抗酸化物質のポリフェノール類もたっぷり含まれています。

オリゴ糖も便秘の解消に役立つ頼もしい成分です。オリゴ糖は大腸まで消化されずに到達し、善玉菌のエサとなることで、善玉菌の増加を手助けします。

オリゴ糖はバナナやスイートコーン、アスパラガスに豊富に含まれています。

牛乳の乳糖や水分は、腸のぜん動運動を高め、便を軟らかくして排便を容易にする働きがあります。

食物繊維とオリゴ糖を朝一杯のジュースで補給して、とっとと便秘とサヨナラしましょう。腸のデトックスで、お腹がすっきりすれば、心にもカラダにも活力が甦ってくるはずです。

腸内環境が整うジュース

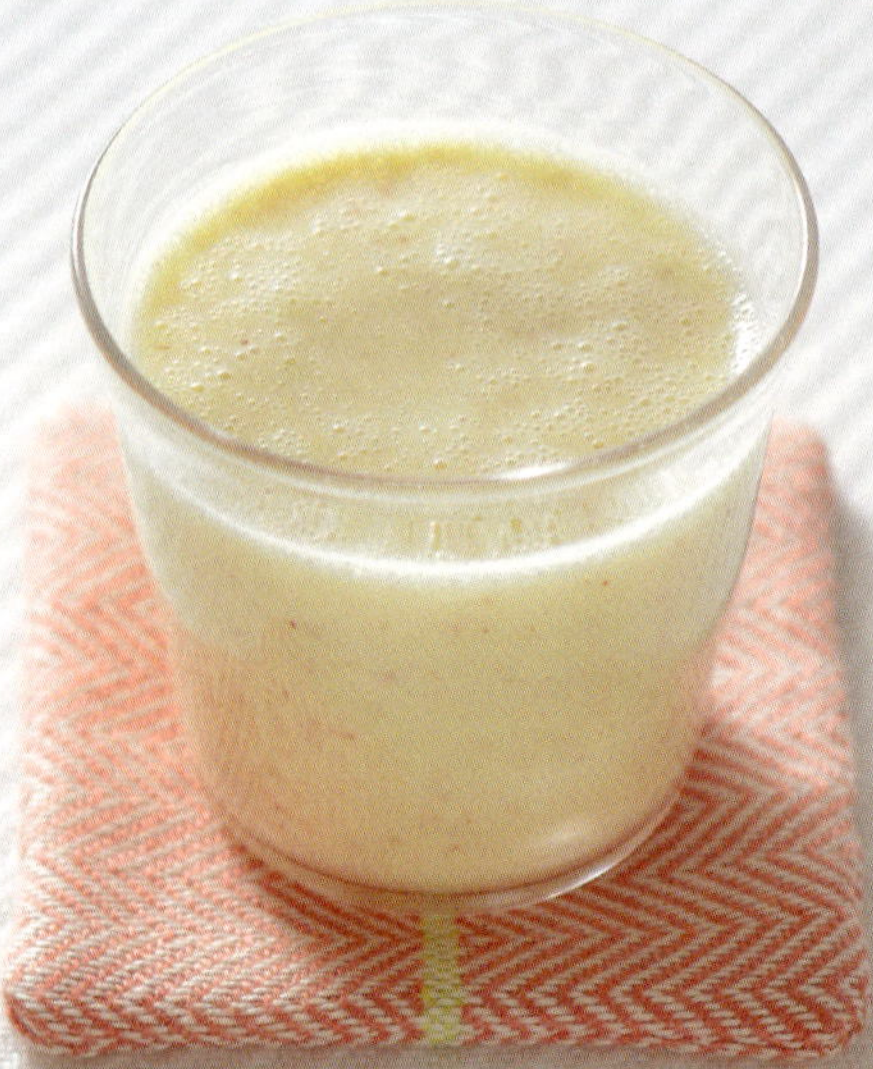

ヨーグルト＋りんご（皮つき）＋おから

材料

ヨーグルト…80ｇ（大さじ5）
りんご（皮つき）…60ｇ（1/4コ）
おから…20ｇ（大さじ2）
はちみつ…小さじ1
水…30㎖

作り方

すべての材料をミキサーに入れて撹拌する。

ヨーグルト＋りんご（皮つき）＋ブロッコリー

材料

ヨーグルト…80g（大さじ5）
りんご（皮つき）…60g（1/4コ）
ブロッコリー…25g（2房）
はちみつ…小さじ1
水…30㎖

作り方

ブロッコリーは電子レンジで加熱する。
すべての材料をミキサーに入れて撹拌する。

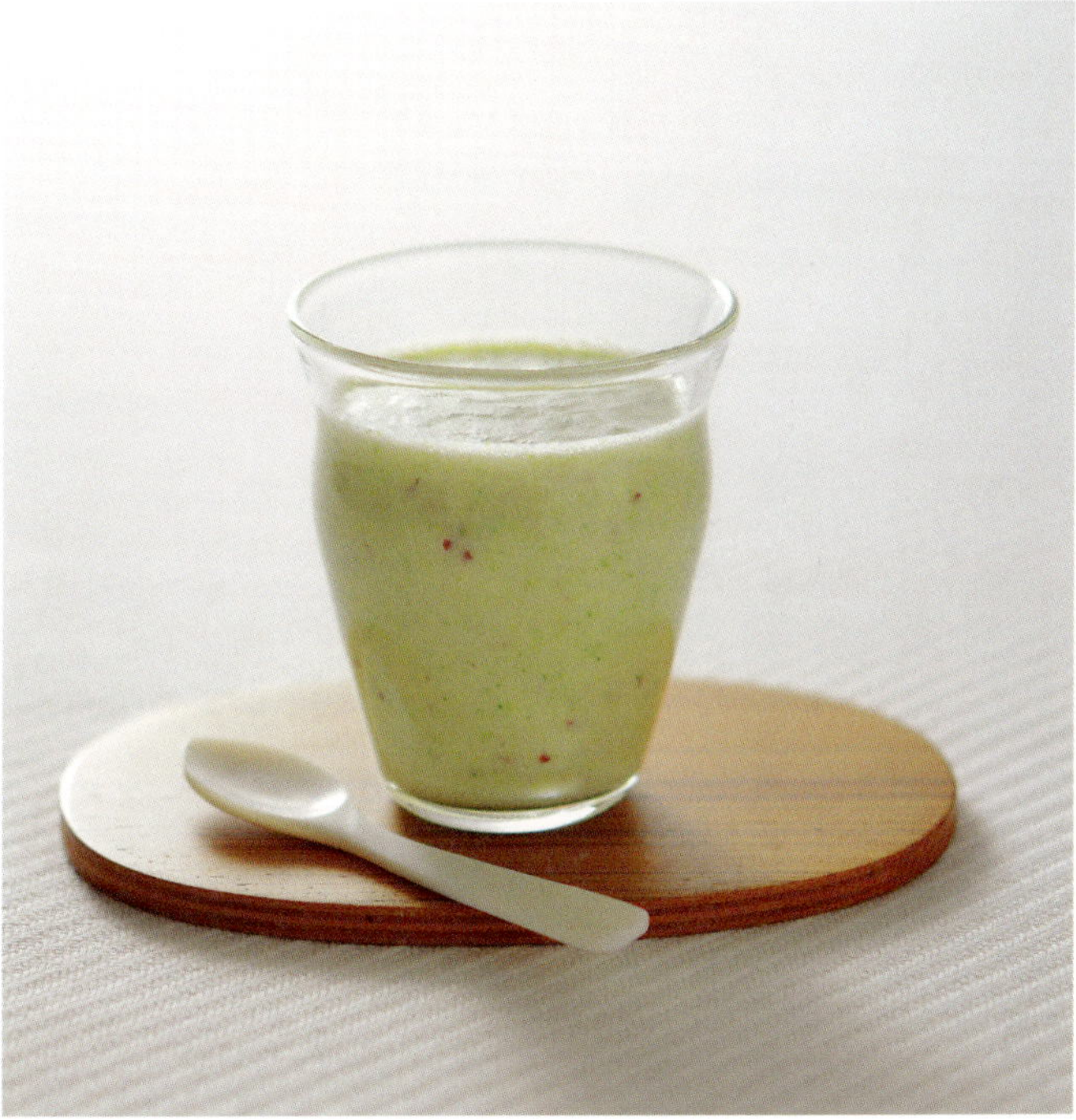

〈腸内環境が整うジュース〉の秘密

腸内細菌と老化には深い関係が。乳製品と食物繊維で善玉菌を増やします

腸は食事からとった栄養を吸収する臓器なので、腸の調子が悪くなるとカラダに必要な栄養がとれなくなってしまいます。また、老廃物もカラダの外に排出しにくくなるので、そのような状態が長く続くと、確実にカラダは老けていきます。

この腸の活動に影響を与えているのが、腸内細菌です。腸内細菌には、ビフィズス菌などの善玉菌、ウエルシュ菌などの悪玉菌があります。腸内では、日々、善玉菌と悪玉菌の勢力争いが行われていて、善玉菌が優勢であれば、悪玉菌の力が抑えられ、私たちの体調は良好に保たれます。

反対に、悪玉菌が優位になると、腸内で有毒ガスが発生し、おならが臭くなる、便秘になるなど、さまざまな問題が起きます。

つまり、善玉菌を優位に保つことで、腸内環境を良い状態に保つことができるのです。そこで毎日、ヨーグルトなどの発酵食品をとって善玉菌の数を増やしたり、食物繊維をとって腸内環境を整えて、腸の活動を活発にしましょう。

食物繊維には、水溶性のものと不溶性のものがあります。

水溶性の食物繊維は、腸内細菌によって発酵・分解されます。そのときに生成される有機酸が、腸を刺激してその働きを活発にしてくれます。

不溶性の食物繊維は、消化管にある水分を吸収して便の量を増やしたり、腸を刺激して腸の働きを高めたりします。

ジュースに使われている、りんご、おから、ブロッコリーには、腸内環境改善に役立つ食物繊維が多く含まれています。特にりんごは、その皮にペクチンという食物繊維が多く含まれます。ペクチンは整腸作用に優れ、便秘や下痢にも効果があります。乳製品と食物繊維いっぱいのジュースで腸内環境を整えましょう。

肝臓が元気になるジュース

低脂肪牛乳＋赤パプリカ＋いちご

材料

低脂肪牛乳…110㎖
赤パプリカ
…30ｇ（1/3コ強）
いちご…80ｇ（5コ）
はちみつ…小さじ1

作り方

すべての材料をミキサーに入れて撹拌する。

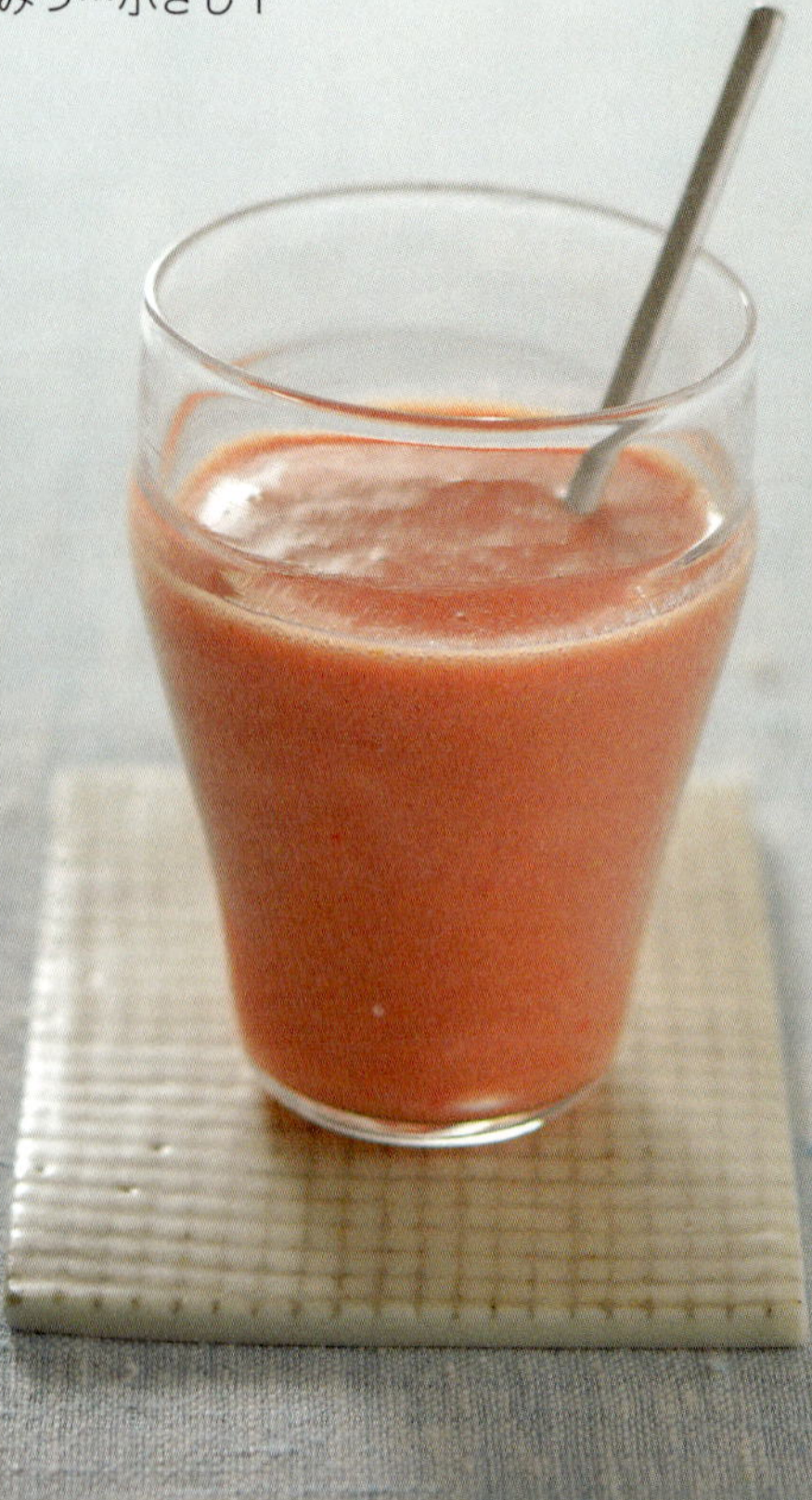

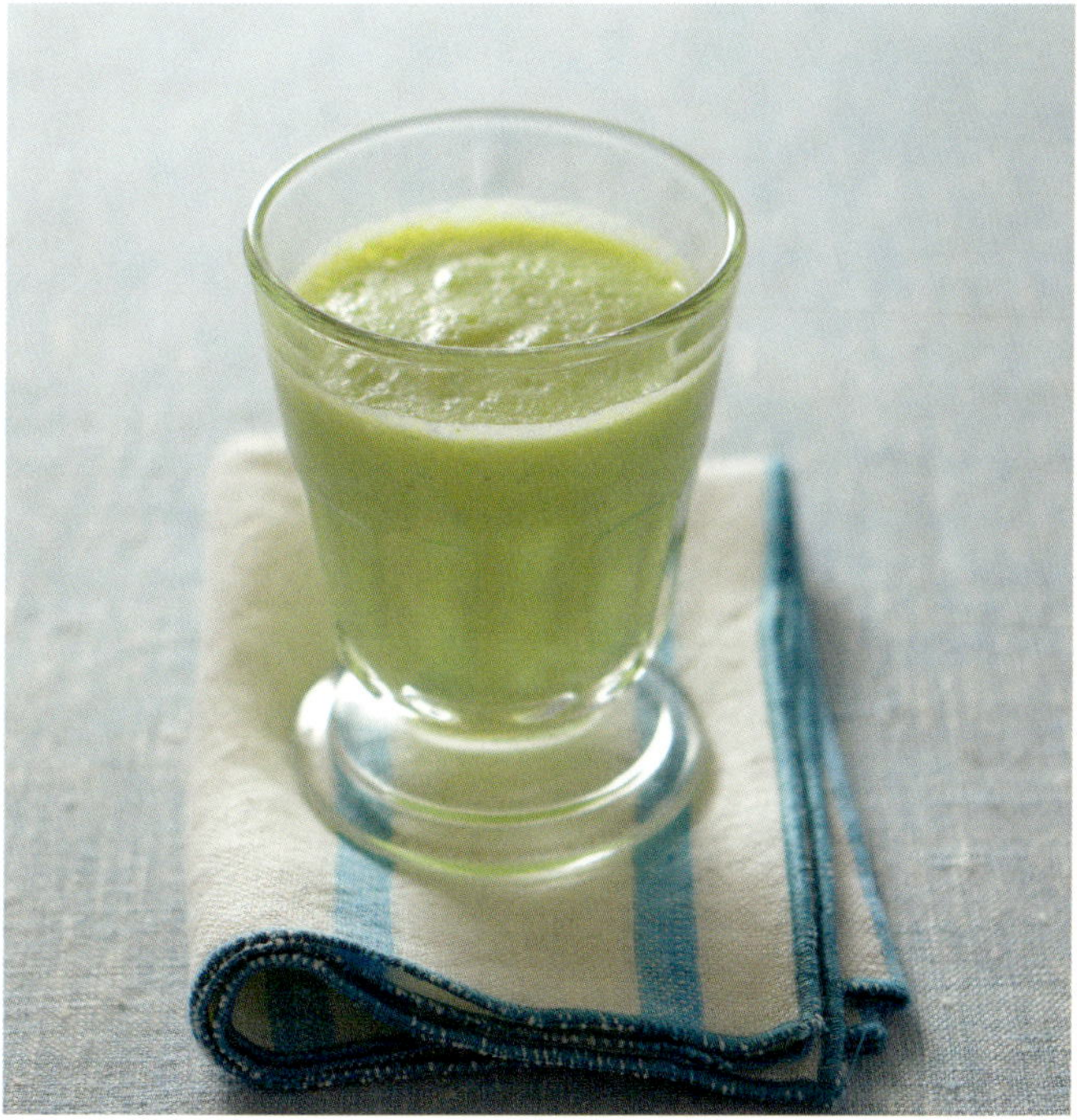

低脂肪牛乳+キャベツ+カリフラワー

材料

低脂肪牛乳…120㎖
キャベツ…40ｇ（1枚弱）
カリフラワー…40ｇ（2房）

作り方

すべての材料をミキサーに入れて撹拌する。

〈肝臓が元気になるジュース〉の秘密

酷使している肝臓をいたわって、解毒作用を高めましょう

肝臓は、臓器の中で一番大きく、何千という酵素を使って、さまざまな物質を化学的につくり変えているため「カラダの化学工場」と呼ばれています。

糖質・脂質・たんぱく質をカラダが利用しやすい形に分解・合成する、脂溶性ビタミンを貯蔵するなど、肝臓には大切な役割がたくさんありますが、中でも注目したいのが、アルコールをはじめとする有害物質の解毒作用です。

肝臓の働きが低下すると、解毒作用がうまく行われず、カラダのあちこちに悪影響を及ぼします。

反対に肝臓の解毒作用がうまくいけば、肌がきれいになったり、免疫力が上がったり、疲れにくくなったり、二日酔いになりにくくなったりします。

つまり、肝臓の働きを活発にして解毒作用を高めることは、老けないカラダづくりに直結するのです。

そのためにも、良質なたんぱく質の補給は欠かせません。肝臓の細胞のエネルギー源はアミノ酸ですが、牛乳の中でも低脂肪乳はアミノ酸を構成するたんぱく質の含有量が多いのでおすすめです。

また、ビタミンB群は、アルコールなどの解毒をはじめ、糖質・脂質・たんぱく質を分解・合成するときに必要なため、不足しがちです。不足すると、肝臓の機能に負担がかかります。ビタミンB群も、良質なたんぱく質と同じく、牛乳に多く含まれています。

ビタミンCは、アルコール、薬、有害ミネラルなどを解毒するときに消耗します。不足するとその解毒作用が弱まり、いろいろなところに影響を与えます。ビタミンCは、いちご、赤パプリカ、キャベツ、カリフラワーに豊富です。

肝臓の解毒作用がスムーズに行われるように、紹介したジュースで栄養を補給し、日々、酷使している肝臓をいたわってあげましょう。

細胞が若返るジュース

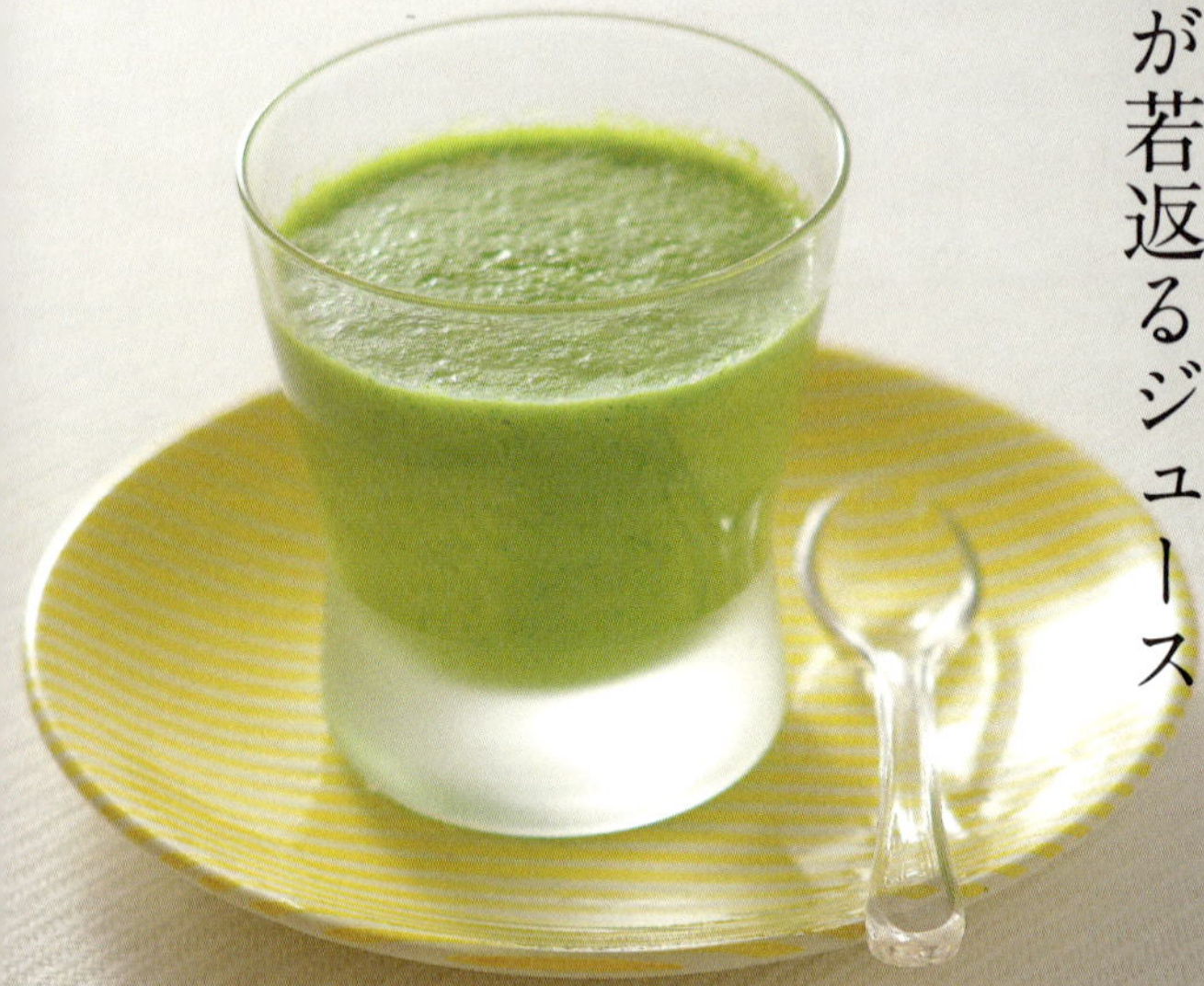

低脂肪牛乳＋ブロッコリー＋青梗菜

材料

低脂肪牛乳…120㎖
ブロッコリー…40ｇ（3房）
青梗菜…40ｇ（4枚）

作り方

ブロッコリーは電子レンジで加熱する。
すべての材料をミキサーに入れて撹拌する。

低脂肪牛乳＋小松菜＋ピーマン

材料

低脂肪牛乳…140㎖
小松菜…30ｇ（1株）
ピーマン…30ｇ（1コ）
はちみつ…小さじ1

作り方

すべての材料をミキサーに入れて撹拌する。

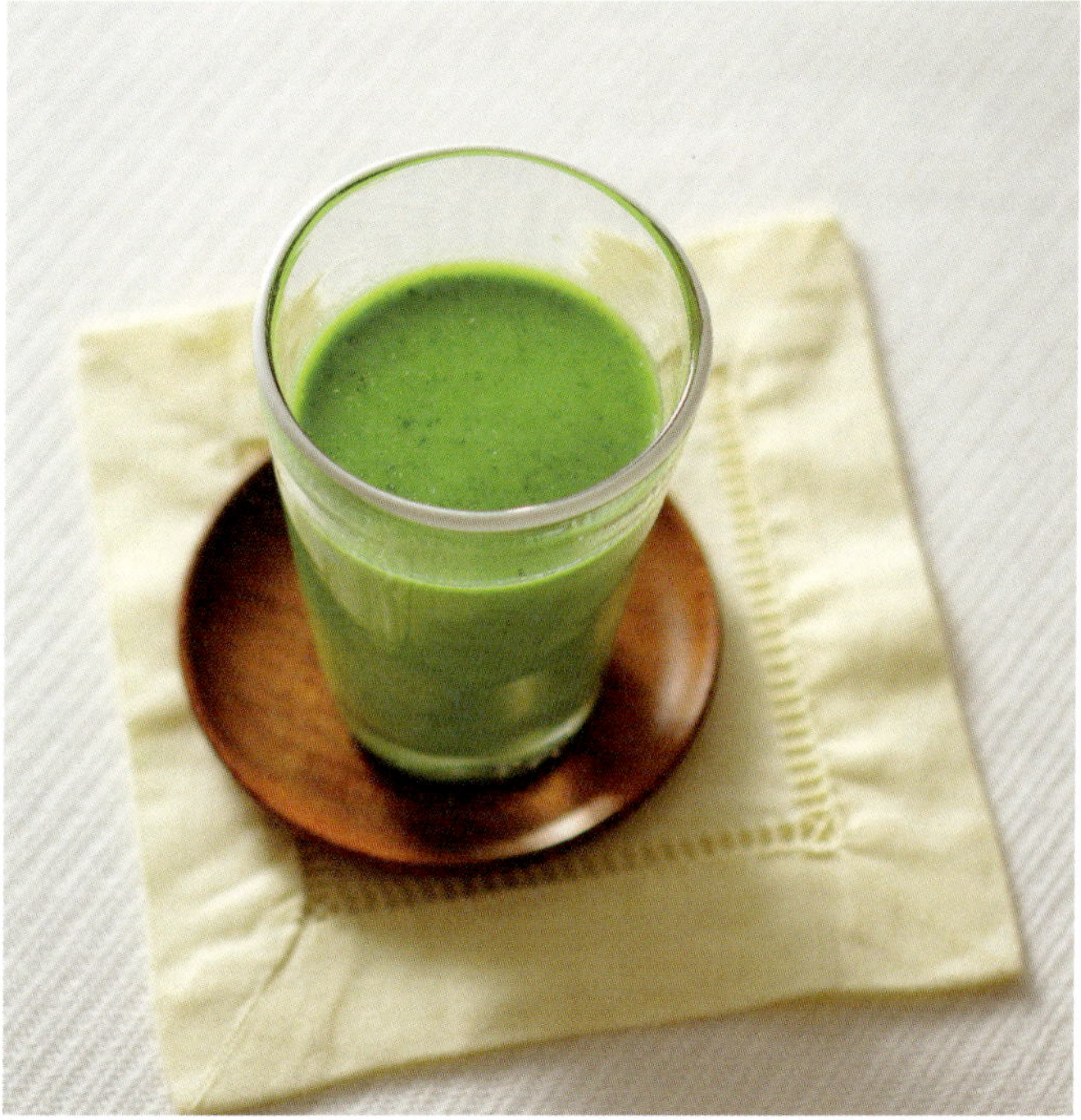

〈細胞が若返るジュース〉の秘密

たんぱく質、亜鉛、ビタミンCを一緒にとることで、細胞の新陳代謝を促します

カラダの各組織では、日々新陳代謝が行われ、新しい細胞が生まれています。この細胞の生まれ変わりがうまく進まなくなると、シワやシミが増えるなど、どうしても老けていってしまいます。

細胞の新陳代謝を促すためには、細胞分裂を活発にし、新しい細胞をどんどん増やしていくための栄養を日々の食事からしっかりとらなければいけません。

新しく生まれる細胞はすべて、私たちが食事からとった栄養をもとにしてつくられます。食べ物が、私たちの皮膚、筋肉、内臓などの細胞をつくっているのです。

では、細胞を増やすためには、どのような栄養が必要かを見ていきましょう。

カラダは、ご存じのようにたんぱく質からできています。

たんぱく質が不足すると、新陳代謝がうまく進まず、肌の老化が進み、たるみ、くすみ、肌荒れなどの原因をつくります。また、コラーゲンもつくられにくくなり、肌のハリやツヤもなくなっていきます。おまけに、筋肉量も減り、基礎代謝も低下してやせにくくなります。

しかし、たんぱく質をとるだけでは、細胞分裂は進みません。細胞が新しくできる際には、必ず亜鉛が必要だからです。

亜鉛は、カラダの中で行われている化学反応に必要な酵素の構成成分やインスリンなどのホルモンの合成、コラーゲンの合成にも関わっています。

不足すると、傷の治りが悪くなったり、毛が抜けやすくなったり、肌の調子が悪くなったりします。

低脂肪牛乳は、たんぱく質や亜鉛が含まれます。亜鉛は、ビタミンCと一緒にとることで吸収が高まるので、ブロッコリー、青梗菜、小松菜、ピーマンなどビタミンCを多く含んだ食材と一緒にとるとよいのです。

免疫力が高まるジュース

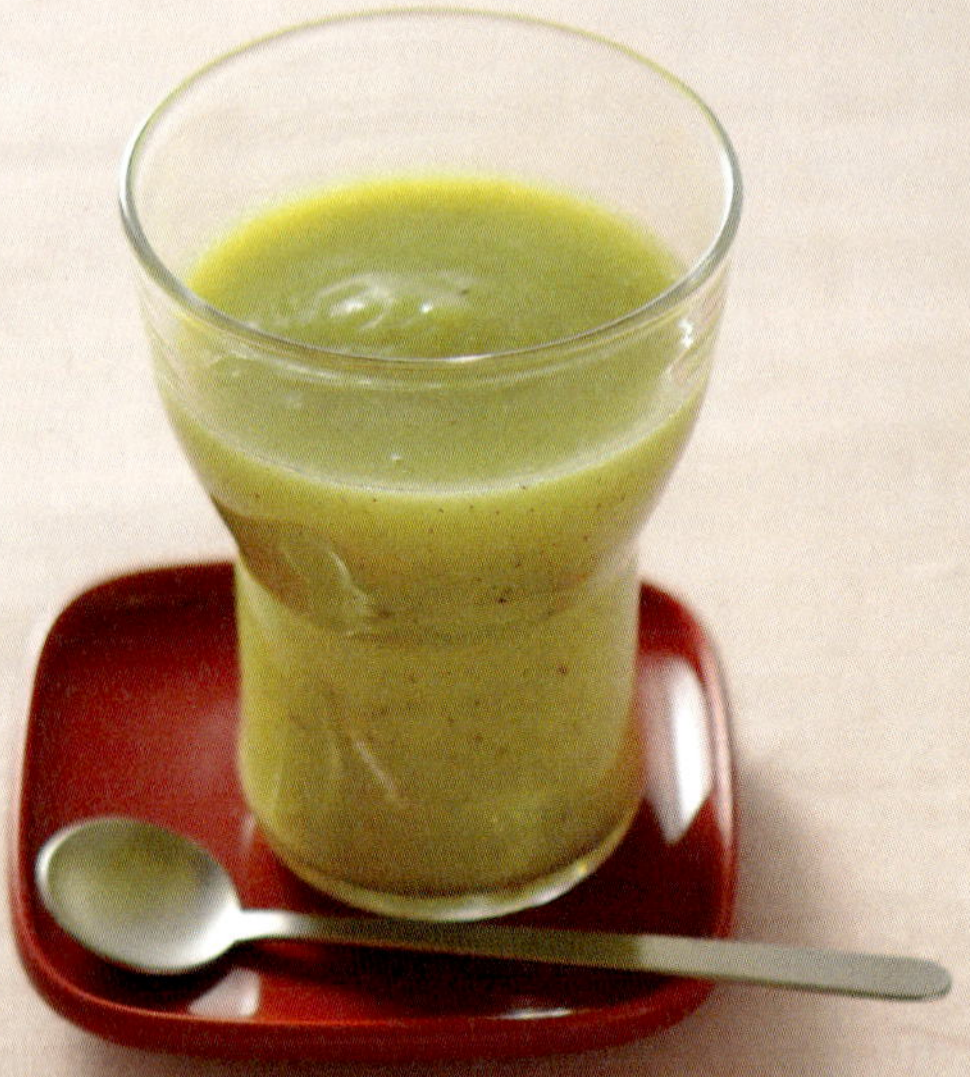

さつまいも＋ブロッコリー＋カリフラワー

材料

さつまいも…60g（1/5本）
ブロッコリー…20g（2房）
カリフラワー…20g（1房）
水…100㎖

作り方

さつまいもは柔らかくなるまで、水からゆでる。
ブロッコリーは電子レンジで加熱する。
すべての材料をミキサーに入れて撹拌する。

かぼちゃ＋黄パプリカ＋青梗菜

材料

かぼちゃ…50g（4㎝角強）
黄パプリカ…30g（1/3コ弱）
青梗菜…30g（3枚）
水…100㎖

作り方

かぼちゃは電子レンジで柔らかくなるまで加熱する。
すべての材料をミキサーに入れて撹拌する。

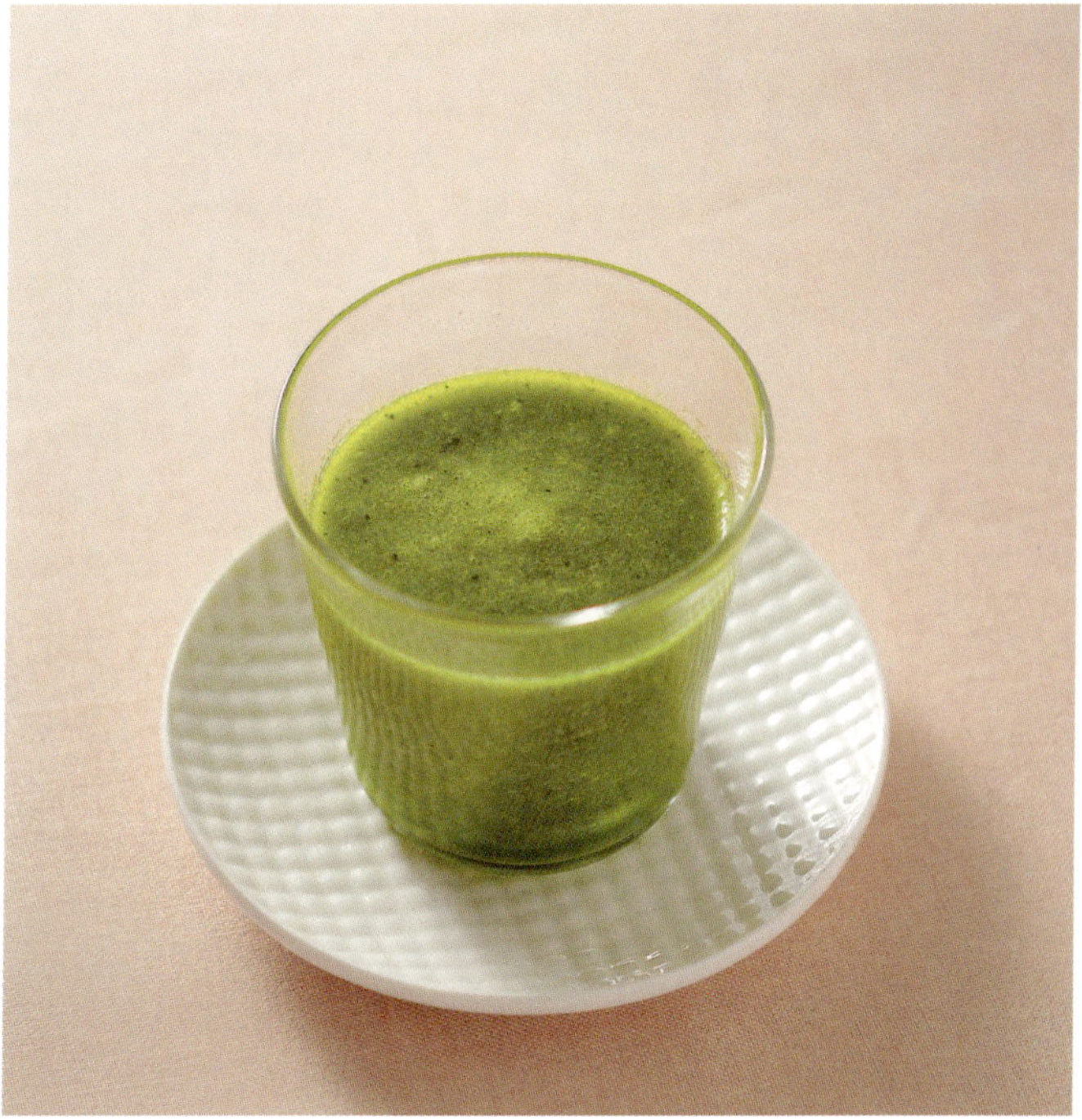

〈免疫力が高まるジュース〉の秘密

ビタミン・エースと食物繊維で、病気に負けないカラダに

毎年冬になると、インフルエンザウイルスが猛威をふるいます。

インフルエンザウイルスがカラダの中に侵入してきても、発症する人と発症しない人、発症しても症状が重くなる人と軽くすむ人など、個人差があるのはどうしてでしょうか。

これには、いろいろな要因が考えられますが、そのひとつに免疫力があげられます。

免疫力とは、インフルエンザウイルスなど、私たちのカラダに侵入してきた敵を攻撃する力をいいます。

では、免疫力を高めるためには、どうしたらよいでしょうか。

質の良い睡眠をとるなど、生活習慣を見直すことはもちろん大事ですが、それに加

えて、毎日の食事から免疫力を高める栄養を摂取することがとても大切です。

免疫力を高める栄養素は、「ビタミン・エース」と呼ばれるビタミンA、ビタミンC、ビタミンEに加えて、食物繊維です。

ビタミンAは、皮膚や粘膜を丈夫にし、ウイルスの侵入を防ぎます。

ビタミンCは、免疫機能を担う白血球の強化や、外敵からカラダを守る皮膚や粘膜を構成するコラーゲンの生成に必要です。

ビタミンEは、免疫細胞を傷つける活性酸素の力を抑制します。

食物繊維には、腸内環境を整えたり、有害物質を外に排出したりする働きがあります。食物繊維をしっかりとって善玉菌が多い腸内環境をつくれば、ウイルスなどの外敵に対して抵抗力が上がります。

ジュースの材料のさつまいも、ブロッコリー、カリフラワー、かぼちゃ、黄パプリカ、青梗菜には、病気にならない、病気に負けないための栄養素が豊富に含まれています。

丈夫な骨をつくるジュース

牛乳＋アボカド＋青梗菜

材料

牛乳…140㎖
アボカド…25ｇ（1/8コ）
青梗菜…30ｇ（3枚）

作り方

すべての材料をミキサーに入れて撹拌する。

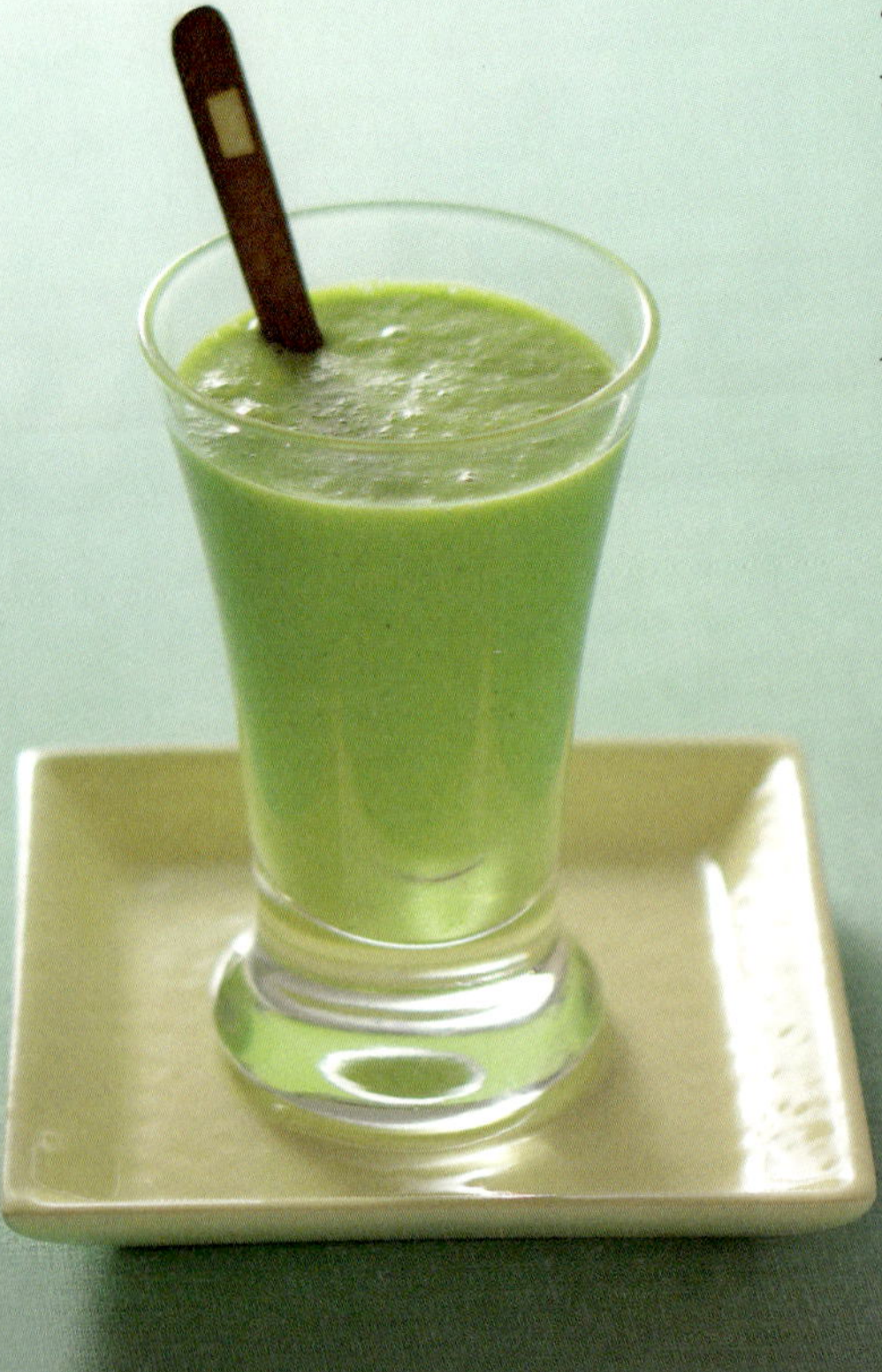

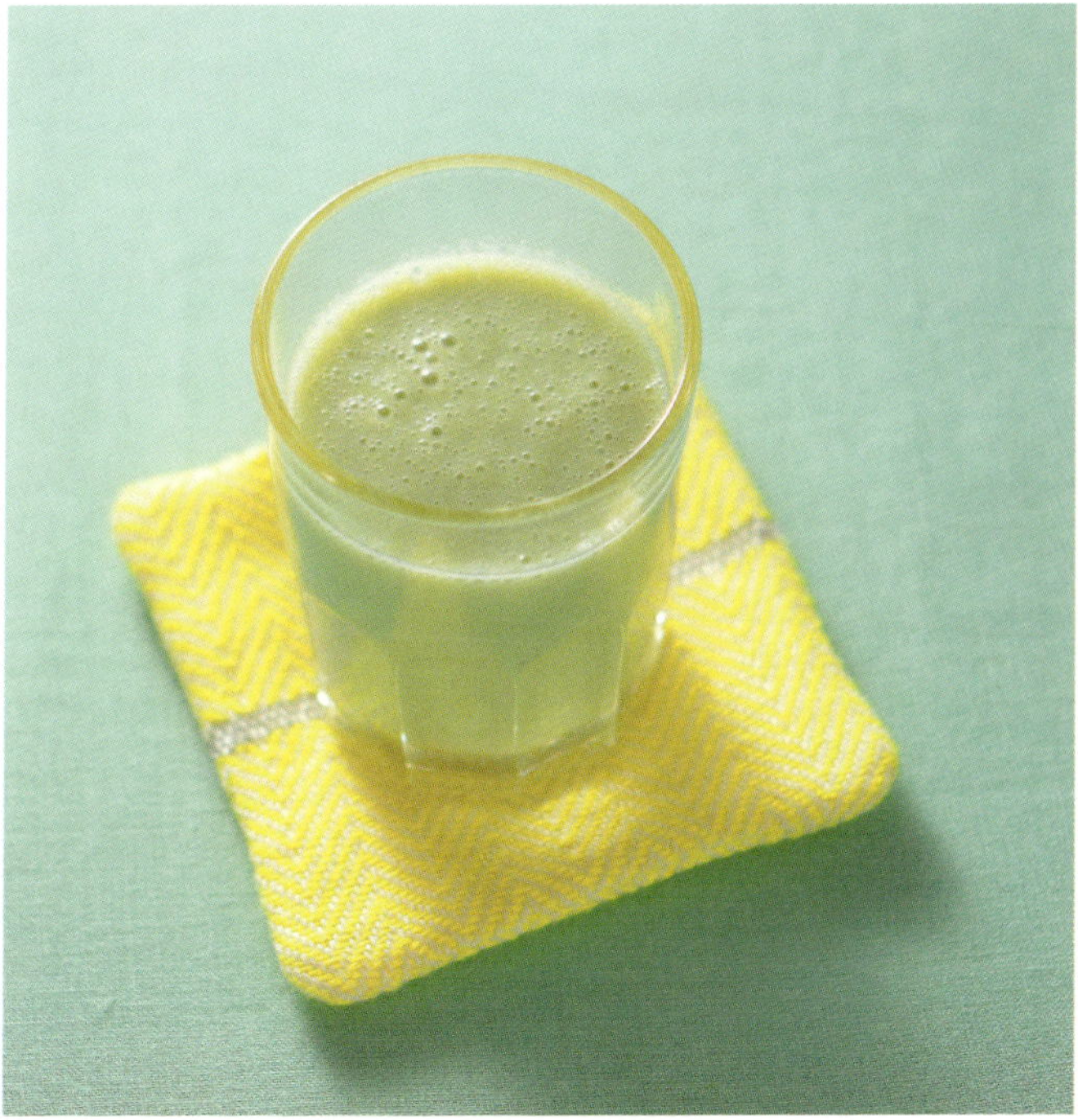

牛乳＋バナナ＋キャベツ

材料

牛乳…120㎖
バナナ…50g（1/3本）
キャベツ…30g（1/2枚強）

作り方

すべての材料をミキサーに入れて撹拌する。

〈丈夫な骨をつくるジュース〉の秘密

先のことと油断せず、若いうちから骨粗しょう症を予防

骨粗しょう症は、加齢、栄養不足、ホルモン不足などが原因で骨の新陳代謝が進まず、骨の量や質が下がり、その強度が弱くなる病気です。

骨粗しょう症になると骨が折れやすくなります。お年寄りが、骨折がきっかけで寝たきりになってしまうケースが多いのは周知の通りです。

まだまだ先のことと油断せずに、若いうちから骨粗しょう症予防のために、骨をつくる栄養素を意識的に補給しましょう。

必要な栄養素は、カルシウム、カルシウムの吸収を助けるビタミンD、骨からのカルシウム排出を抑制するビタミンK、骨の弾力性を維持するマグネシウムです。ふたつのジュースには、これらすべての栄養素が含まれています。

「血管年齢」が若返る朝ジュース

「人は血管から老いる」といわれています。
血液がドロドロになったり、血管が硬くなると、
血のめぐりが悪くなり、酸素や栄養素が
体中に行き届かなくなってしまうからです。
サラサラの血液としなやかな血管を取り戻しましょう。

血管が強くなるジュース

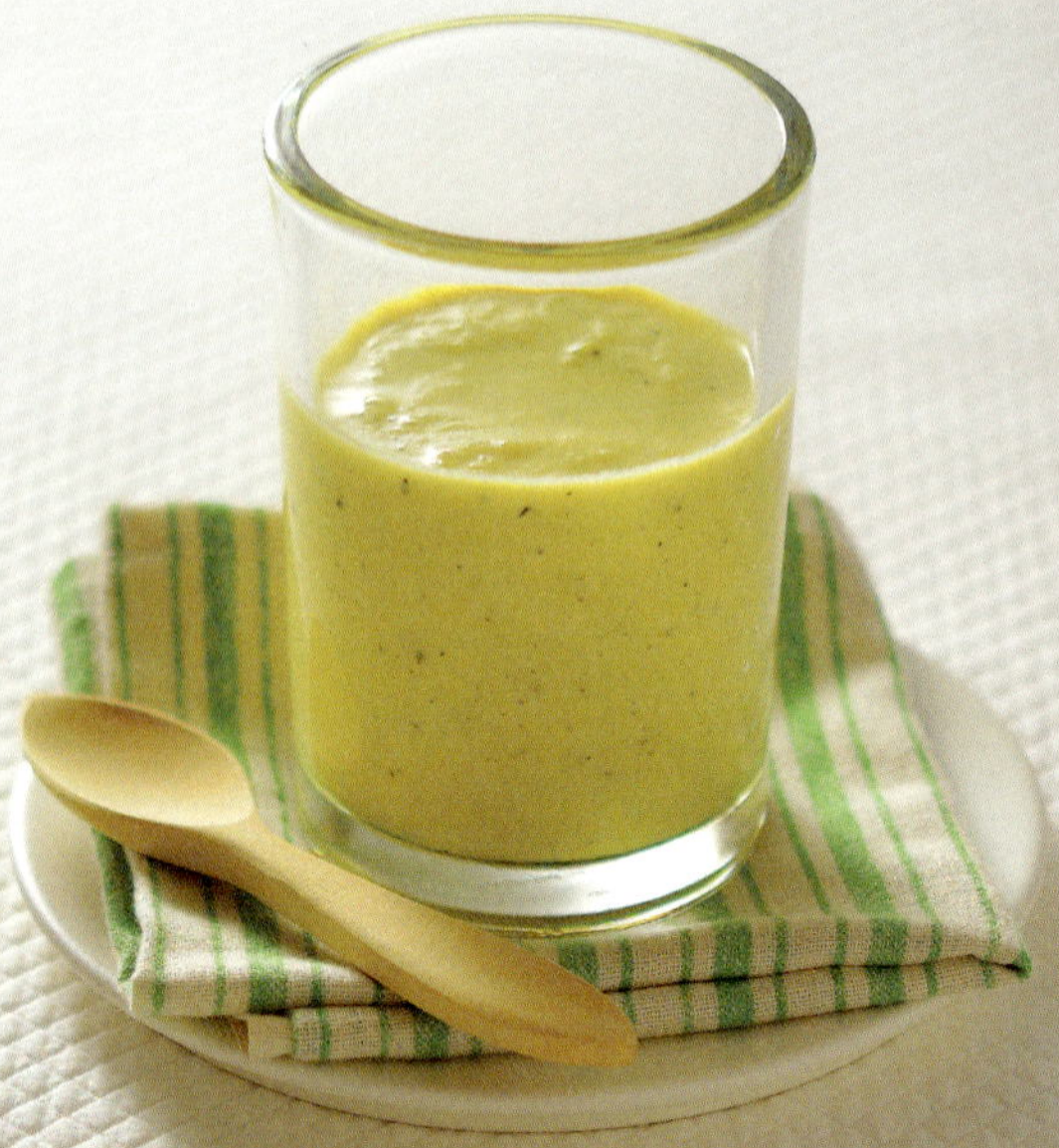

低脂肪牛乳＋かぼちゃ＋スイートコーン＋おから

材料

低脂肪牛乳…120㎖
かぼちゃ…20ｇ（4㎝角弱）
スイートコーン（缶詰）
…20ｇ
おから…20ｇ（大さじ2）

作り方

かぼちゃは電子レンジで柔らかくなるまで加熱する。
すべての材料をミキサーに入れて撹拌する。

低脂肪牛乳＋さつまいも＋水菜＋アボカド

材料

低脂肪牛乳…120㎖
さつまいも…40g（1/7本）
水菜…30g（1/3株）
アボカド…25g（1/8コ）

作り方

さつまいもは柔らかくなるまで、水からゆでる。すべての材料をミキサーに入れて撹拌する。

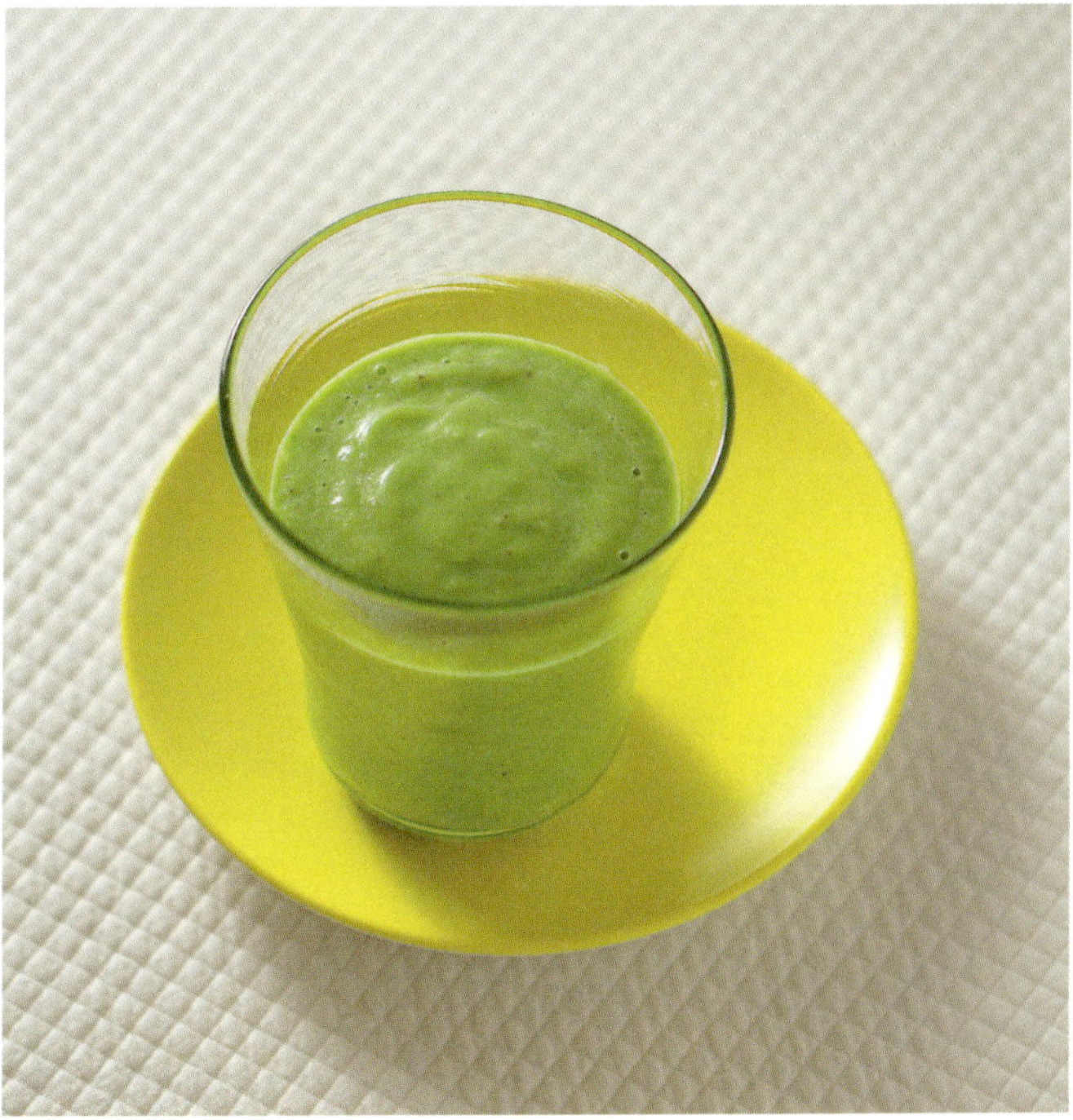

〈血管が強くなるジュース〉の秘密

ビタミン・エースとたんぱく質で、しなやかで強い血管に

血液はカラダの組織に酸素や栄養などを届け、その組織から二酸化炭素などの老廃物を回収する働きがあります。血管はそれを輸送するパイプのようなものです。血管の太さや厚さは、大動脈、小動脈、毛細血管などによって異なります。

サラサラの健康な血液は、毛細血管など細い血管でもスムーズに流れます。それに対してドロドロの不健康な血液はどうでしょうか。

当然、血液の流れはスムーズにいかず、酸素や栄養がカラダのすみずみまで行き届くのが難しくなります。そしてそれが長期間に渡り続くと、血管の壁が傷つき、その部分にコブのようなものができて血管が細くなり、血液の流れが悪くなってしまうのです。

「人は血管から老いる」といわれています。血液をサラサラに保って血管を傷つけないことが、アンチエイジングにつながります。

「ビタミン・エース」と呼ばれるビタミンA、ビタミンC、ビタミンEには抗酸化作用があり、動脈硬化を招くLDLコレステロールの酸化を防ぎます。ですので、これらの栄養素を含んだ食材を積極的にとることで、血管の健康を保てるのです。

カラダの中でビタミンAに変わるβ-カロテンはかぼちゃや水菜に、ビタミンCはかぼちゃ、さつまいも、水菜に、ビタミンEはかぼちゃやアボカドに含まれています。

そもそも血管はたんぱく質からできていますので、丈夫な血管づくりに良質なたんぱく質の補給も欠かせません。おすすめは低脂肪牛乳です。

〈血管が強くなるジュース〉に使われているスイートコーン、おから、さつまいもには、食物繊維が多く含まれています。食物繊維には、余分なコレステロールの吸収を抑えたり、食後の急激な血糖値の上昇を抑えたり、高血圧の原因になるナトリウムを排出したりと、血管の健康を守る働きがあります。

血液サラサラジュース

青梗菜＋赤パプリカ＋いちご＋抹茶

材料

青梗菜…30ｇ（3枚）
赤パプリカ
　…30ｇ（1/3コ強）
いちご…80ｇ（5コ）
抹茶…小さじ1
水…80㎖

作り方

すべての材料をミキサーに入れて撹拌する。

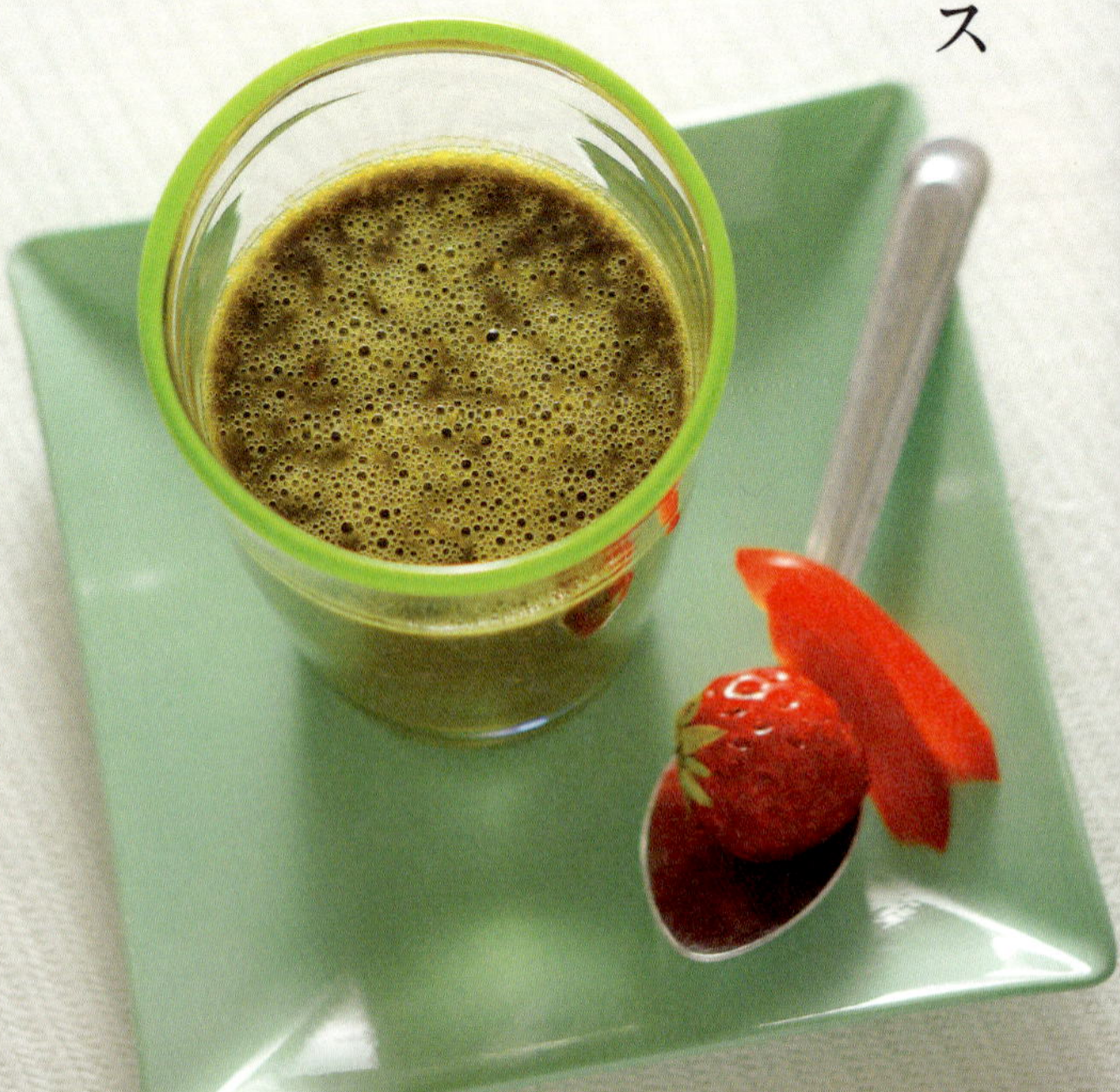

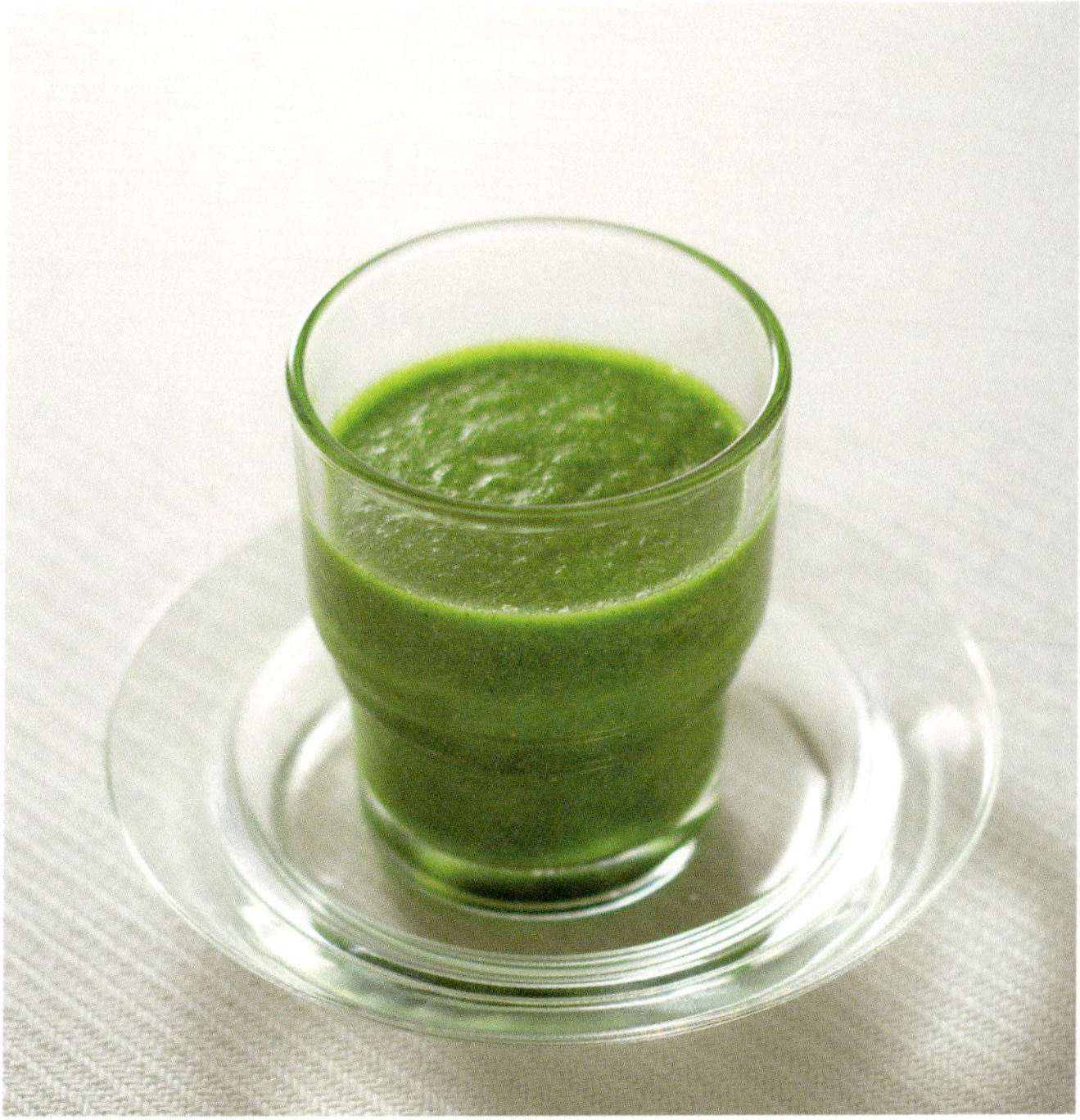

モロヘイヤ＋黄パプリカ＋カリフラワー＋すりごま

材料

モロヘイヤ…20g（1/6袋）
黄パプリカ…40g（1/3コ弱）
カリフラワー…40g（2房）
すりごま…小さじ1/2
水…100㎖

作り方

モロヘイヤは電子レンジで加熱する。
すべての材料をミキサーに入れて撹拌する。

〈血液サラサラジュース〉の秘密

ビタミン・エースの抗酸化作用は、血液ドロドロも改善します

血液がドロドロになる原因はふたつあります。

ひとつめは、血液中の脂質が増えることです。血液中のコレステロールや中性脂肪が増えすぎると赤血球の表面が硬くなり、しなやかさを失います。そうなってしまった血液は、毛細血管などの細い血管をスムーズに通れなくなってしまいます。

ふたつめは、血液中の糖が増えることです。こうなると脂質と同様に、赤血球の柔軟性が失われ、さらに糖によって血液がベトベト状態になり、赤血球同士がくっつきやすくなってしまいます。また、血液中の余分な糖はたんぱく質と結びついて、「ＡＧＥｓ」という物質をつくります。このＡＧＥｓは、血液ドロドロや動脈硬化など、カラダにさまざまな悪影響を及ぼすのです。

ほかにも、血液中の水分が減って相対的に赤血球の濃度が高くなったり、肥満やストレスなどによって血小板が過剰に集まって血栓（血の固まり）ができたりすることも、血液ドロドロの原因として考えられます。

血液をサラサラ状態に保つため、有効な栄養成分を補給して血液のアンチエイジングに努めましょう。

ここでも、前項の〈血管が強くなるジュース〉で登場した「ビタミン・エース」の抗酸化作用が大活躍します。

体内でビタミンAに変わるβ-カロテンは、青梗菜、赤パプリカ、モロヘイヤに含まれ、活性酸素を撃退します。

ビタミンCは、青梗菜、赤・黄パプリカ、カリフラワー、いちごに多く含まれ、活性酸素と戦って力が衰えたビタミンEを支えながら、一緒に抗酸化力を発揮します。

そしてビタミンCとビタミンEは、血管の細胞膜を保護しています。

ビタミンEは、抹茶、モロヘイヤ、赤・黄パプリカに含まれます。抹茶のカテキン、ごまのゴマリグナンなどのファイトケミカルも抗酸化を助ける栄養素です。

中性脂肪・コレステロール撃退ジュース

豆乳＋亜麻仁油＋ブロッコリー＋小松菜

材料

豆乳…130㎖
亜麻仁油…小さじ1
ブロッコリー…40g（3房）
小松菜…30g（1株）

作り方

ブロッコリーは電子レンジで加熱する。
すべての材料をミキサーに入れて撹拌する。

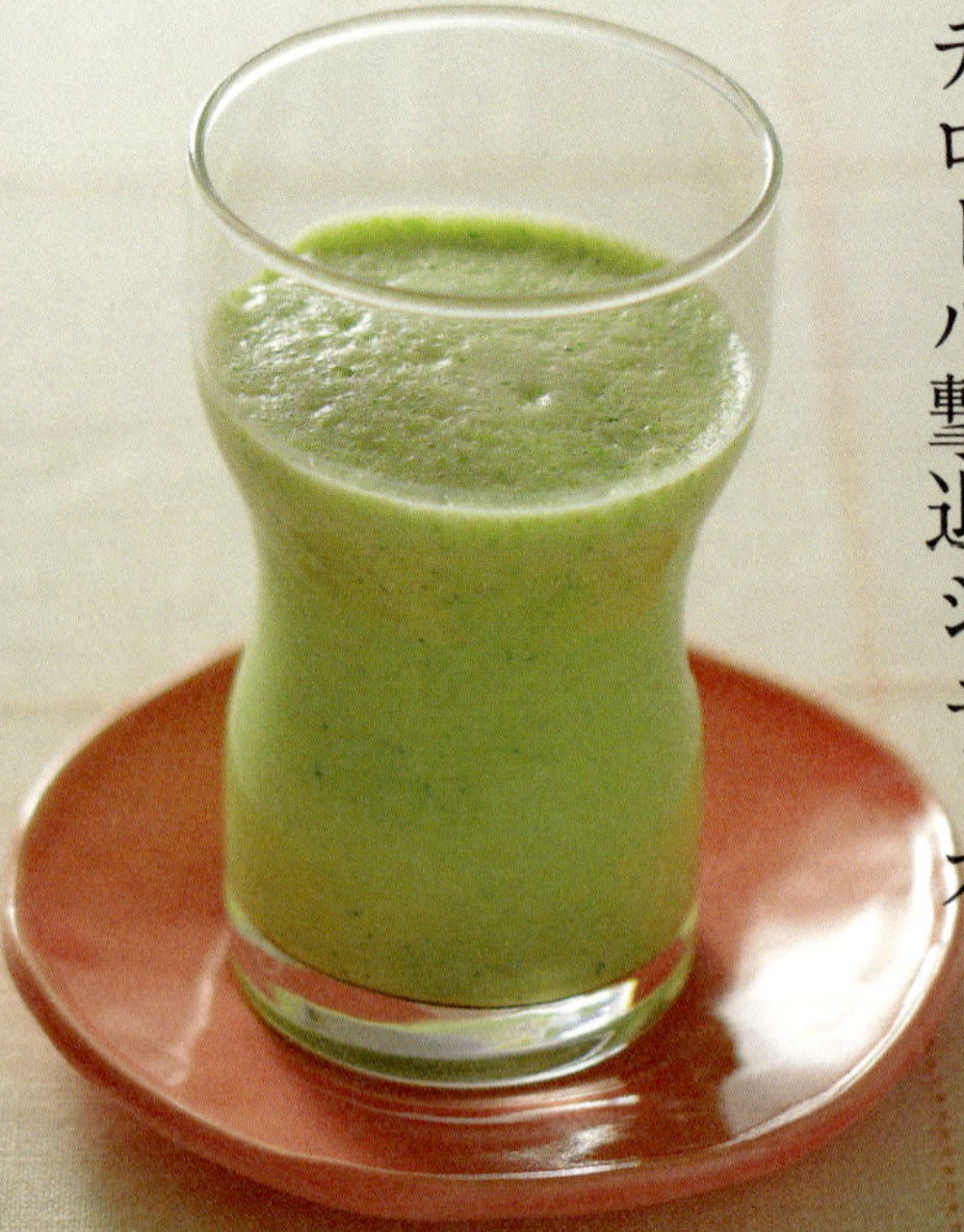

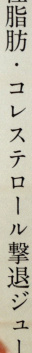

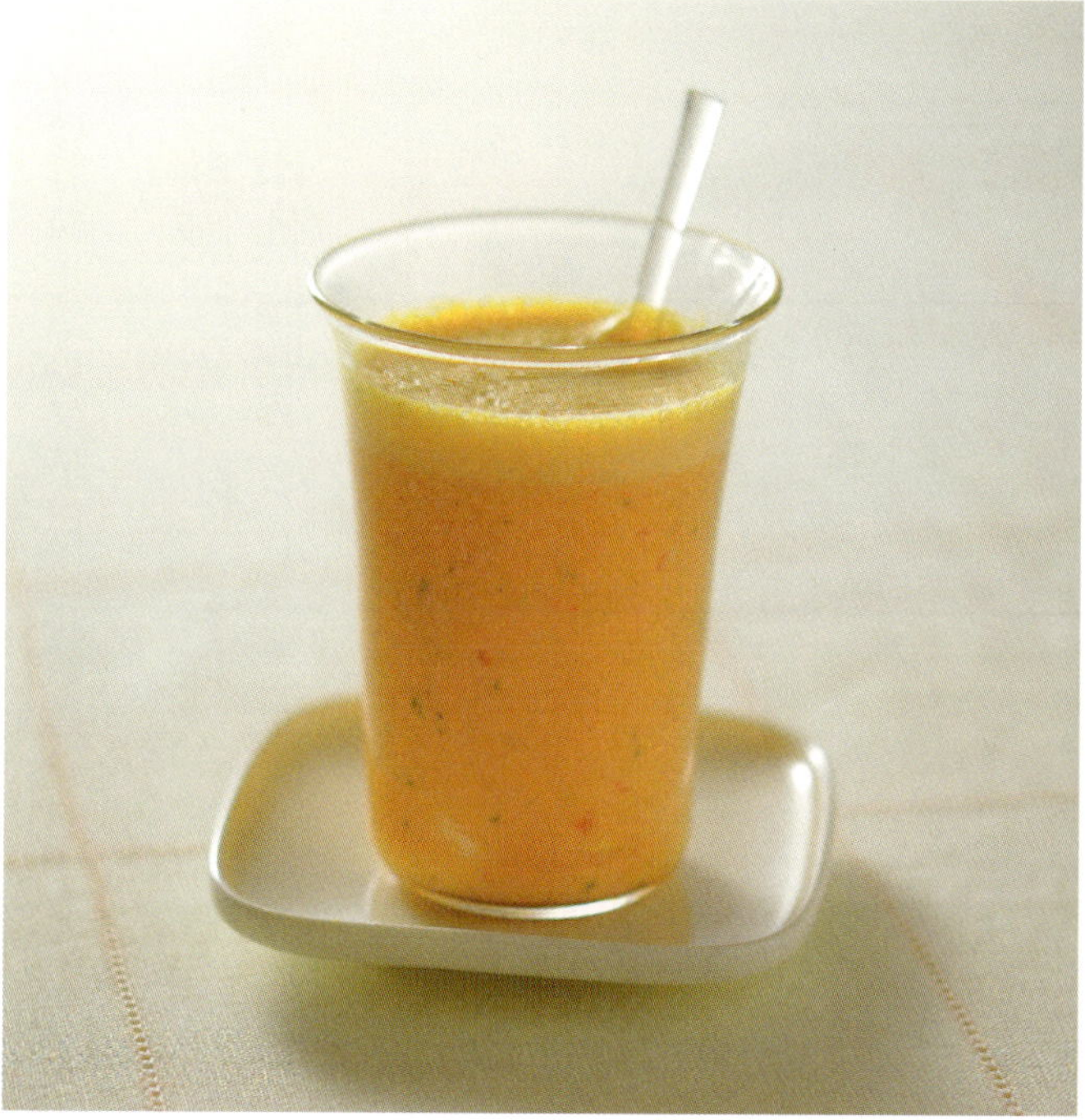

豆乳＋亜麻仁油＋かぼちゃ＋赤パプリカ

材料

豆乳…130㎖
亜麻仁油…小さじ1
かぼちゃ…40g（4㎝角強）
赤パプリカ…30g（1/3コ弱）

作り方

かぼちゃは電子レンジで柔らかくなるまで加熱する。
すべての材料をミキサーに入れて撹拌する。

〈中性脂肪・コレステロール撃退ジュース〉の秘密

動脈硬化を防ぐには、中性脂肪やコレステロール対策が大切

血中の中性脂肪は、食事からの糖質が多いと増えていきます。そのため、主食の量が多い人、お菓子やフルーツ、砂糖入り清涼飲料水、アルコール飲料のとりすぎの人、加えて運動不足の人は注意が必要です。

中性脂肪は、エネルギーとしてうまく代謝されなかったり、筋肉や脂肪組織に取り込まれなかったりすると、血液中に増えていきます。血中に中性脂肪が増えると、善玉コレステロールが減り、悪玉コレステロールが増えやすくなります。そして、その状態が長く続くと血液がドロドロになり、動脈硬化を招いてしまうのです。

コレステロールは、飽和脂肪酸が多い食事を続けると、体内で余分につくられやすくなり、代謝しきれずに余ったコレステロールは酸化してしまい、血管の壁を硬くし

て動脈硬化を進行させます。

ですから、動脈硬化の原因をつくる、余分な中性脂肪や悪玉コレステロールを撃退することが大切です。そのためには、大豆たんぱく、不飽和脂肪酸、ビタミンA、ビタミンC、ビタミンE、食物繊維を意識的にとる必要があります。

豆乳に多く含まれる大豆たんぱくには、肉に多く含まれるコレステロールを減らす効果が。不飽和脂肪酸のα-リノレン酸が多い亜麻仁油にも、余分なコレステロールを減らす働きがあります。ただし、適量を超えるとコレステロールが増えてしまって逆効果に。適量は1日大さじ1杯程度です。

ブロッコリー、小松菜、かぼちゃ、赤パプリカに含まれるビタミンA、ビタミンC、ビタミンEも活性酸素を撃退し、コレステロールの酸化を防ぎます。

また、食物繊維には、コレステロールの吸収を抑えたり排出を促したりする働きがあります。食物繊維を増やすことで過食を防げ、中性脂肪をつくりにくくする効果も期待できます。食物繊維は、ジュースで使っている野菜のすべてに含まれています。

高血圧予防ジュース

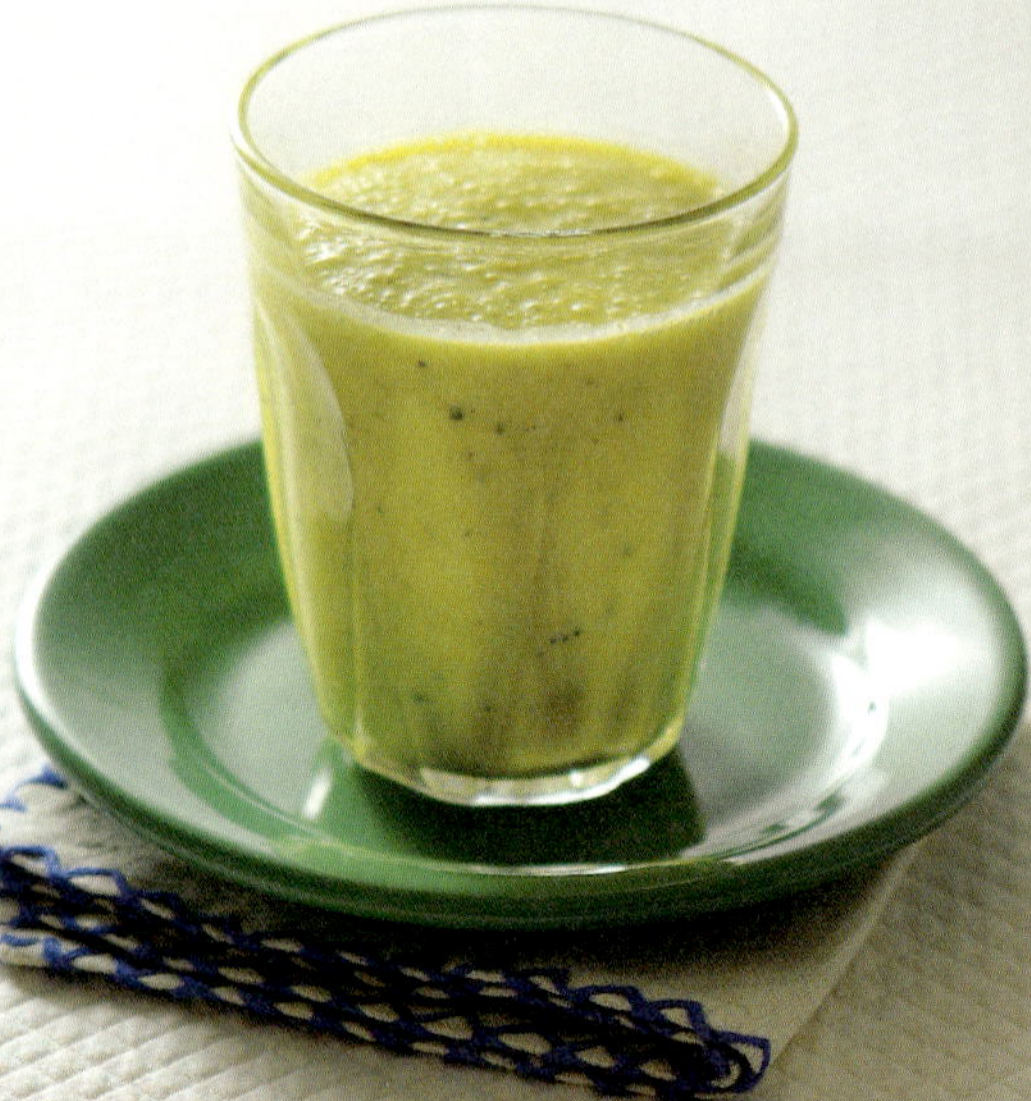

低脂肪牛乳＋スイートコーン＋かぼちゃ＋バナナ

材料

低脂肪牛乳…120㎖
スイートコーン（缶詰）
…20ｇ
かぼちゃ…20ｇ（4㎝角弱）
バナナ…40ｇ（1/4本）

作り方

かぼちゃは電子レンジで柔らかくなるまで加熱する。
すべての材料をミキサーに入れて撹拌する。

低脂肪牛乳＋じゃがいも＋アボカド＋りんご（皮つき）

材料

低脂肪牛乳…110㎖
じゃがいも…30g（1/4コ）
アボカド…20g（1/10コ）
りんご（皮つき）…40g（1/7コ）

作り方

じゃがいもは皮をむき、電子レンジで柔らかくなるまで加熱する。
すべての材料をミキサーに入れて撹拌する。

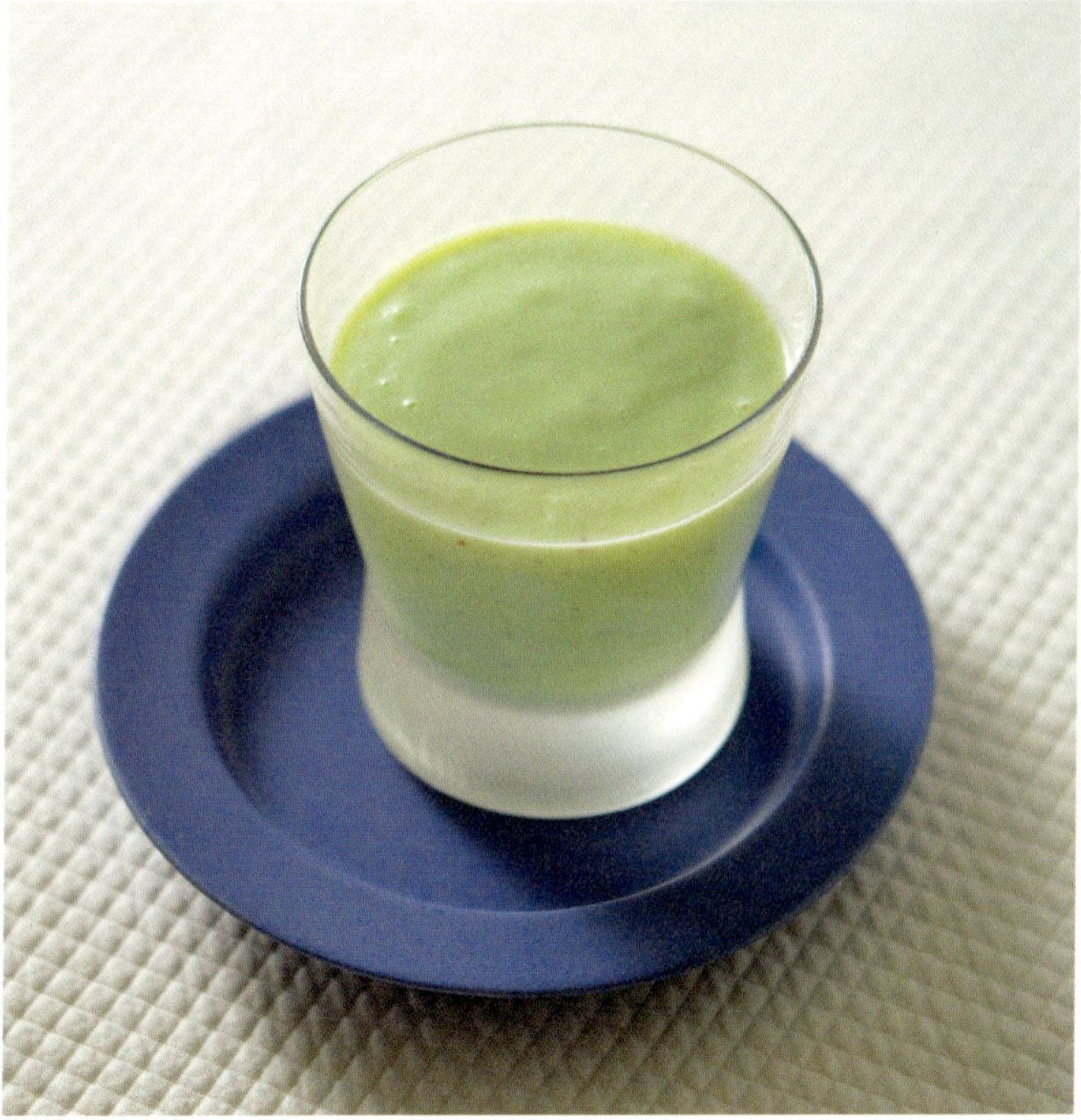

〈高血圧予防ジュース〉の秘密

カリウムやマグネシウムで、とりすぎた塩分を体外に排出しましょう

血圧とは、血液が心臓から押し出されて動脈を通るときに、動脈の壁にかかる圧力のことをいいます。高血圧は動脈に強い圧力がかかりすぎている状態をいい、加齢とともに血圧は高くなっていく傾向にあります。

血圧が高くなり動脈に強い圧力がかかると、動脈の壁が厚く硬くなっていき、動脈硬化を招きます。このような事態を放っておくと、脳出血、脳梗塞、心筋梗塞、狭心症になる可能性があります。

食生活で気をつけなければいけないのが、塩分の摂取量です。専門的な言い方をすると、食塩である塩化ナトリウムを構成するナトリウムの摂取量を抑えることが大切です。塩化ナトリウムを過剰に摂取し、腎臓のナトリウム排泄能力を超えると、体内

の塩分と水分の量を調整するために血液量が増え、血圧が上昇します。

また、血圧を下げるために有効な栄養素をとることも、高血圧の改善・予防には大切です。

カリウムには、余分なナトリウムを汗や尿として体外へ排出する働きがあります。この働きを助けるのがマグネシウムです。〈高血圧予防ジュース〉の中でカリウムが豊富なのは、低脂肪牛乳、スイートコーン、かぼちゃ、じゃがいも、バナナ、アボカドです。マグネシウムは、バナナ、アボカド、低脂肪牛乳に豊富に含まれています。

食物繊維、特に水溶性食物繊維にも、ナトリウムを外へ排出する働きがあります。水溶性食物繊維は、スイートコーン、かぼちゃ、じゃがいも、バナナ、アボカド、りんごに含まれています。

実はカルシウムも、血圧を下げる作用と関わりがあります。ただし単独で作用するのではなく、カリウム、マグネシウム、食物繊維と一緒にとることで、血圧を下げる作用が働くと考えられています。カルシウムは、牛乳の中でも低脂肪牛乳に多く含まれているので、こちらも意識してとることが大切です。

脳の活性化ジュース

大豆の水煮＋トマト＋スイートコーン＋アボカド

材料

大豆の水煮…20g
トマト…80g（1/2コ）
スイートコーン（缶詰）
…20g
アボカド…20g（1/10コ）
水…50㎖

作り方

すべての材料をミキサーに入れて撹拌する。

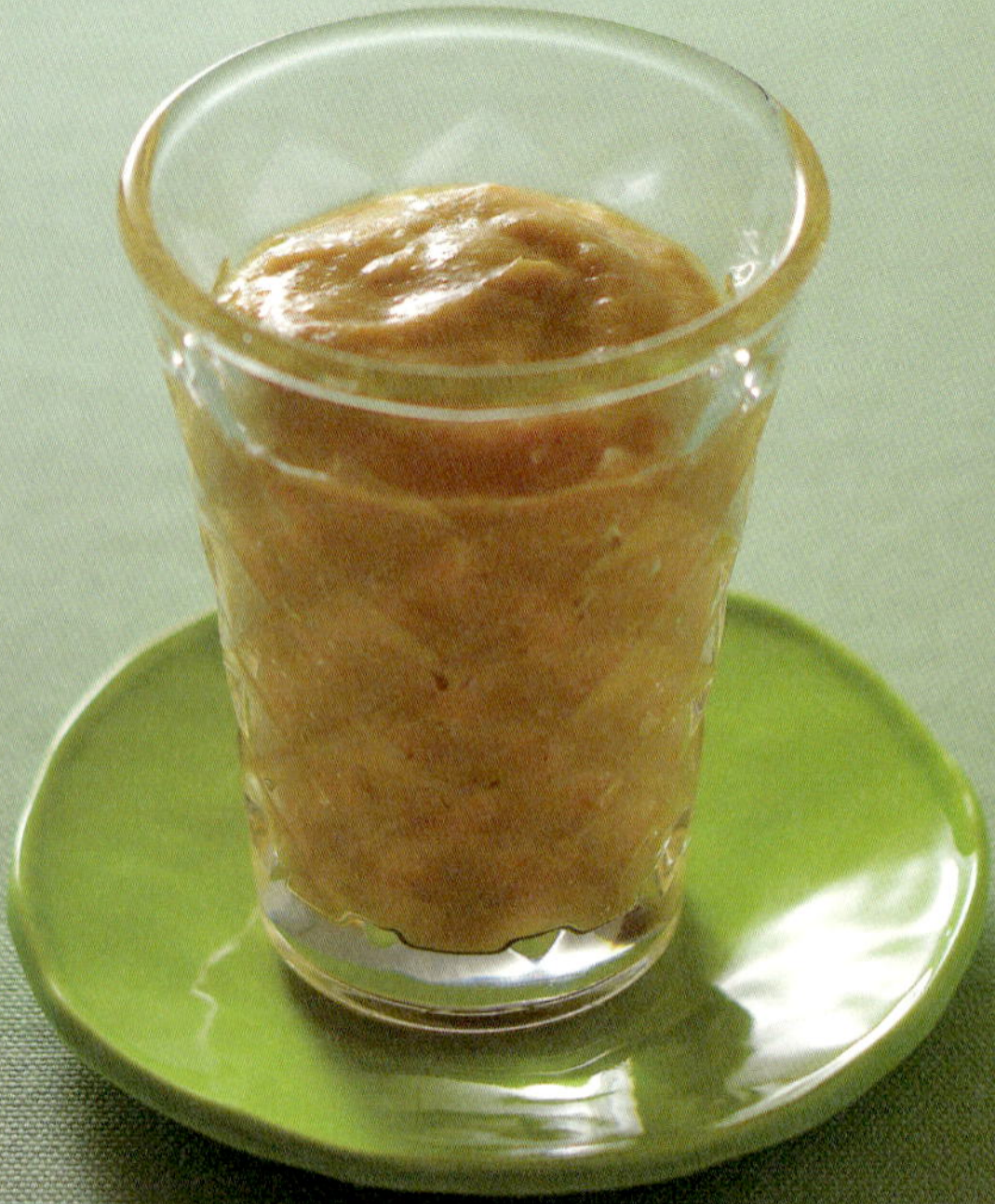

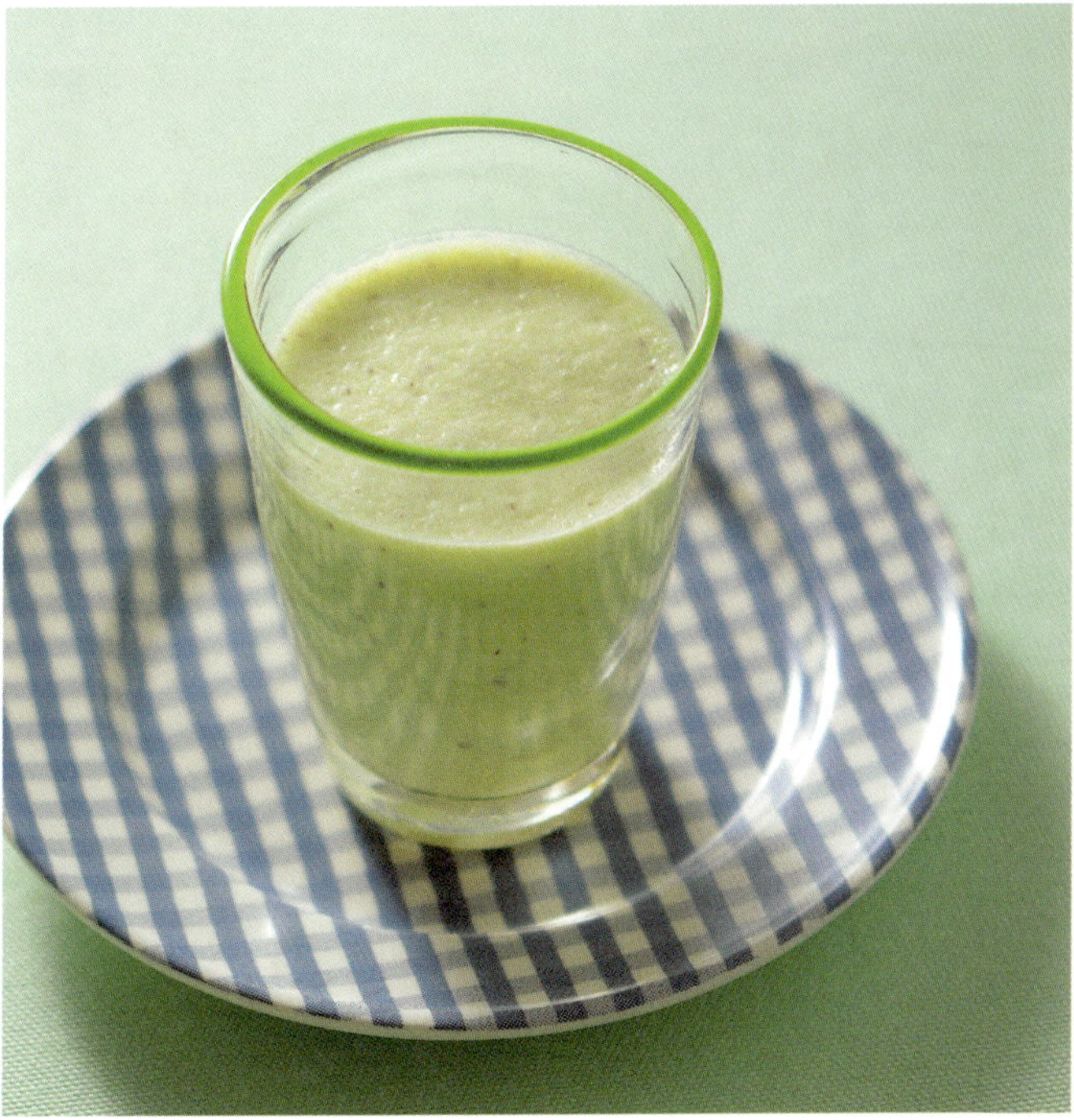

豆乳＋白菜＋さつまいも＋バナナ

材料

豆乳…110㎖
白菜…30g（1/3枚）
さつまいも…30g（1/10本）
バナナ…30g（1/5本）

作り方

さつまいもは柔らかくなるまで、水からゆでる。すべての材料をミキサーに入れて撹拌する。

〈脳の活性化ジュース〉の秘密

いつまでもクリアな頭を保つには、レシチンとセロトニンが決め手

大豆製品に含まれるレシチンは、脳の細胞膜の生成に欠かせない脂質の一種です。また、脳内の記憶や学習などに対して働く神経伝達物質、アセチルコリンをつくる際にも必要となります。

セロトニンは、「ハッピーホルモン」という別名があるように、感情を安定させるために働く脳内物質です。不足すると気持ちが不安定になりやすくなります。

セロトニンをつくるには、アミノ酸のトリプトファンやビタミンB6などが必要です。これらは、〈脳の活性化ジュース〉で使っている大豆の水煮、トマト、スイートコーン、アボカド、豆乳、白菜、さつまいも、バナナのすべてに含まれています。

脳に必要な栄養素を補給して、クリアな頭と安定した心をいつまでも保ちましょう。

季節に合わせた朝ジュース

四季のある日本では、
季節によって気温や湿度が大きく異なります。
気候に合わせて、特に必要な栄養素を補っていくことも、
老けないためには大切です。

春のジュース

ヨーグルト＋大豆の水煮＋スイートコーン＋いちご

材料

ヨーグルト
…50ｇ（大さじ３強）
大豆の水煮…20ｇ
スイートコーン（缶詰）
…20ｇ
いちご…30ｇ（2コ）
はちみつ…小さじ１
水…80㎖

作り方

すべての材料をミキサーに入れて撹拌する。

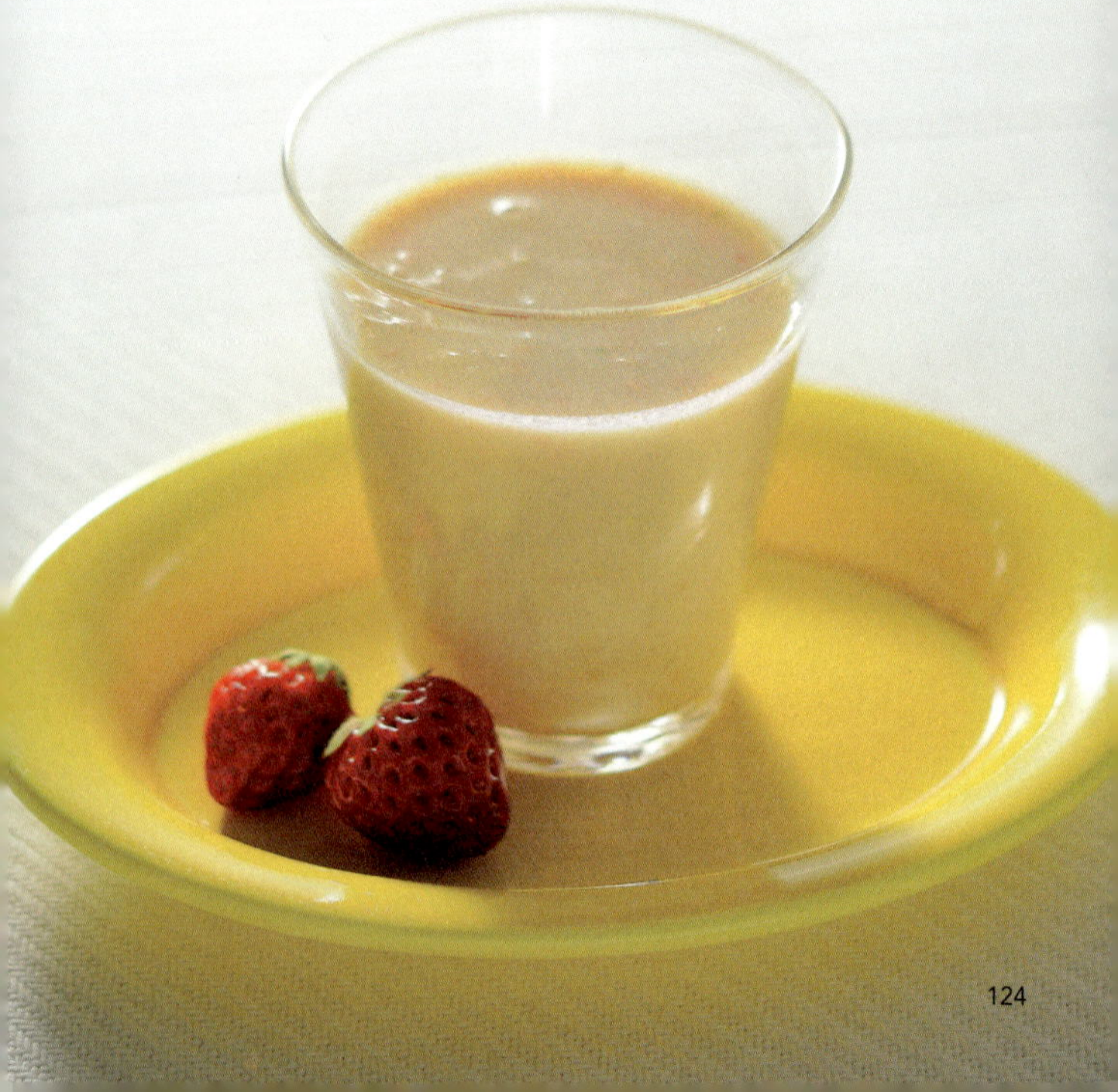

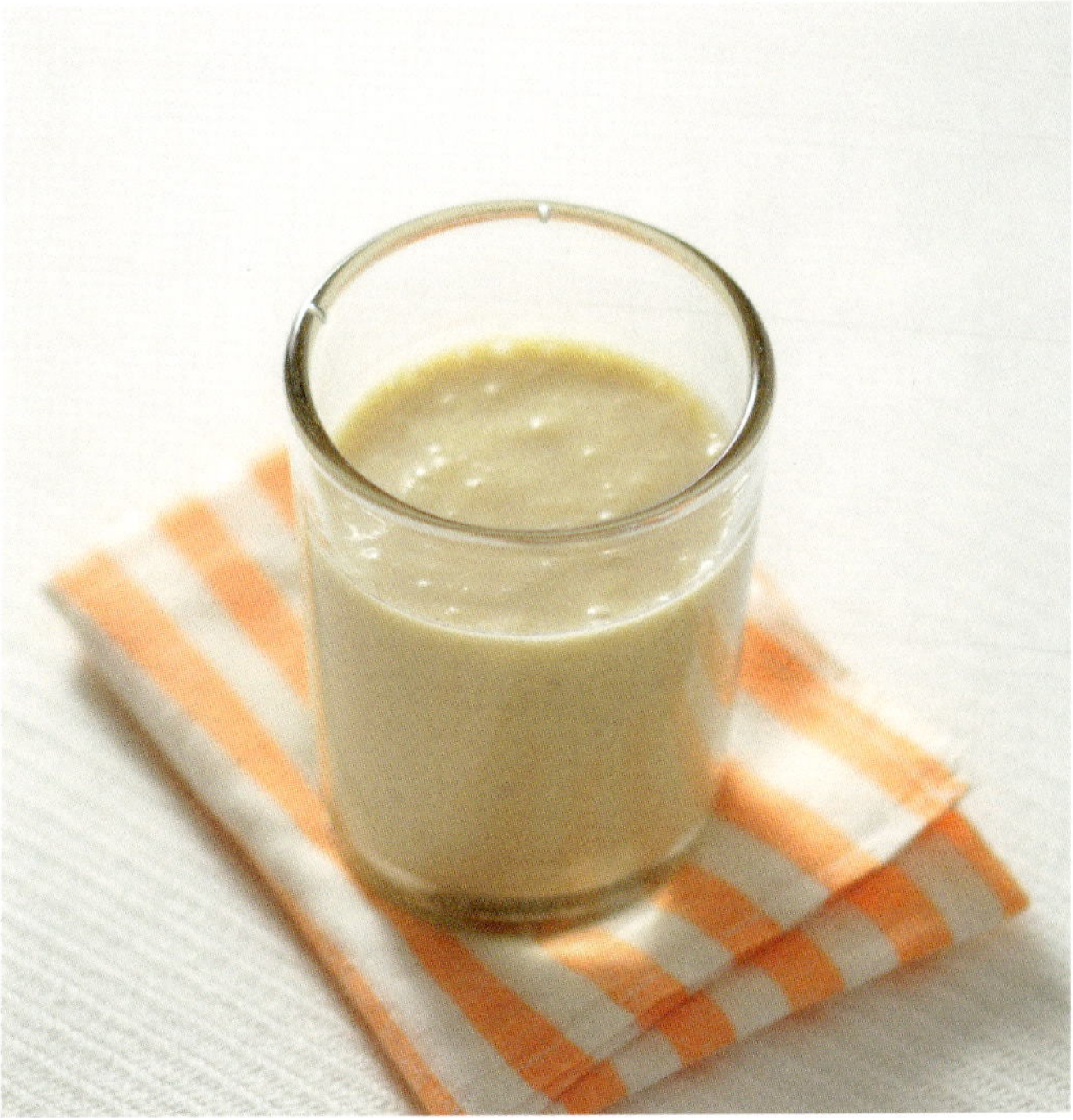

牛乳＋大豆の水煮＋じゃがいも＋バナナ

材料

牛乳…120㎖
大豆の水煮…20g
じゃがいも…30g（1/4コ）
バナナ…40g（1/4本）

作り方

じゃがいもは皮をむき、電子レンジで柔らかくなるまで加熱する。
すべての材料をミキサーに入れて撹拌する。

〈春のジュース〉の秘密

急激に増えはじめる紫外線に対して、抵抗力をつけます

シミやシワの原因となる紫外線は、春先から急激に増えはじめます。

春は三寒四温といわれるように寒暖の差が激しく、そのため春の肌は刺激に対してふだんより敏感です。

そんな不安定な状態の肌に対して、春の日差しは容赦しません。

冬の間、肌は直射日光を受けることがあまりないため、日光に対する抵抗力が落ちていきます。そこに、急激に増えた紫外線を受けて、日光カブレを起こす方も少なくありません。その症状は、赤くはれてほてる程度から、湿疹のようになってかゆくなるなど、個人差があるようです。

このような肌トラブルを招かないように、紫外線に対して抵抗力をつけましょう。「肌

は内臓の鏡」ですから、カラダの中から抵抗力をつけるのが一番。〈春のジュース〉で備えましょう。

紫外線に負けない肌づくりに必要な栄養素は、トリプトファン（アミノ酸）、ビタミンB_2、ビタミンB_6、ナイアシン、ビタミンCです。

トリプトファンは、ヨーグルトや牛乳などの動物性のたんぱく質が多い食品に多く含まれています。

ビタミンB_2が足りなくなると、皮膚の毛細血管が広がりやすくなり、紫外線などで赤くなります。ビタミンB_2が豊富なのは、大豆やスイートコーンです。

ナイアシンは、スイートコーン、じゃがいも、バナナに豊富に含まれています。

ナイアシンは、カラダの中でもトリプトファンを使うことでつくられますが、そのときに必要なのが、ビタミンB_6です。ビタミンB_6は、大豆、スイートコーン、バナナに多く含まれます。

いちごやじゃがいもに含まれているビタミンCは、シミの原因であるメラニンが増えるのを防いでくれます。

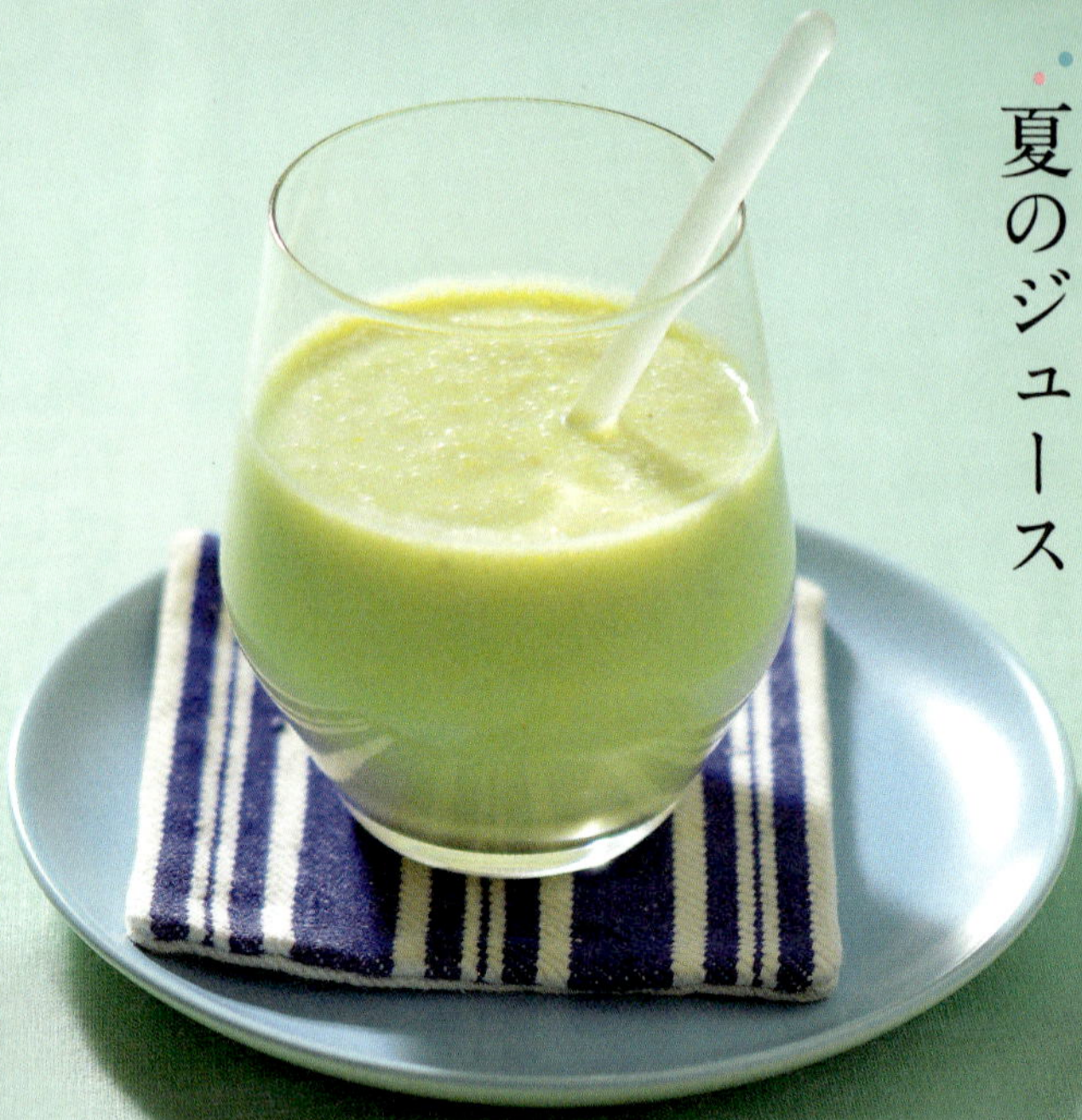

夏のジュース

牛乳＋スイートコーン＋キャベツ＋バナナ

材料

牛乳…130㎖
スイートコーン（缶詰）
…20g
キャベツ…20g（1/2枚）
バナナ…40g（1/4本）

作り方

すべての材料をミキサーに入れて撹拌する。

牛乳+ブロッコリー+アボカド+すいか

材料

牛乳…60㎖
ブロッコリー…30ｇ(2房)
アボカド…20ｇ(1/10コ)
すいか…60ｇ(2㎝角)

作り方

ブロッコリーは電子レンジで加熱する。
すべての材料をミキサーに入れて撹拌する。

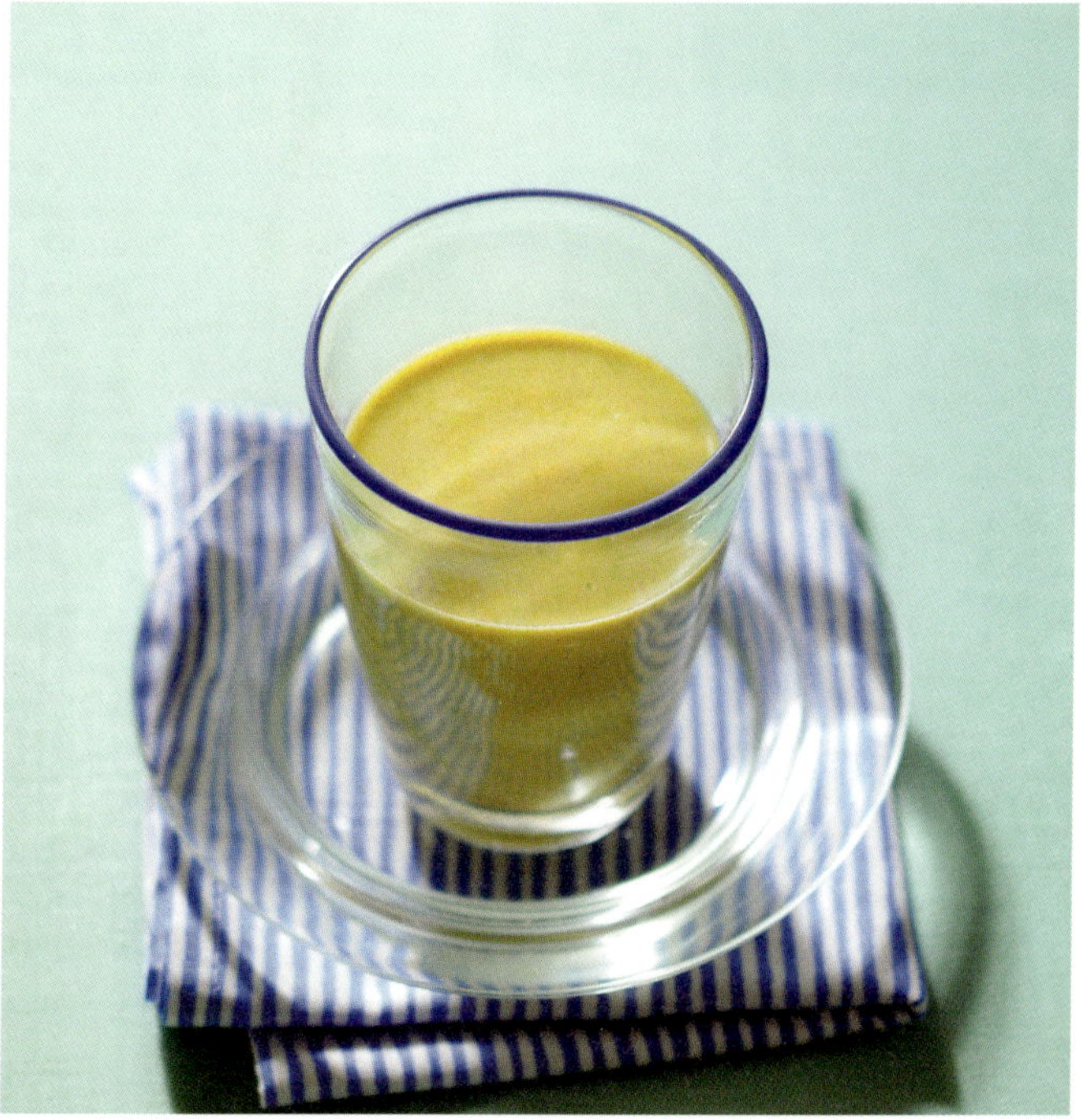

〈夏のジュース〉の秘密

湿気と強い紫外線から肌を守るには、亜鉛とビタミンが必要

さわやかな春が終わり、梅雨から夏の終わりまでは、ジメジメと湿度が高い毎日が続きます。肌にとっても、過酷な季節です。

汗ばむ肌は汚れがたまりやすく、ニキビや吹き出物ができやすくなります。これは皮脂のペーハーバランスがくずれ、抵抗力がなくなってくることが主な原因です。

たくさん汗をかくと、皮膚の表面の角質層が水分を吸収してふやけてきます。吹き出る汗を繰り返し拭いていると、ふやけて柔らかくなった肌の表面が傷ついて、細菌に感染しやすくなります。また、ふやけることで皮膚の毛孔《もうこう》や汗孔《かんこう》が狭くなり、ニキビが悪化したりあせもができたりするのです。

ご存じのように、夏は紫外線の量が多い時期でもあります。アスファルトや建物の

外壁からの照り返しもあり、浴びる紫外線の量はかなりのものです。肌のダメージは深刻です。紫外線は、シミの原因となるメラニンの生成を活発にするからです。

亜鉛、ビタミンA、ビタミンB_2、ビタミンB_6、ビタミンCいっぱいの〈夏のジュース〉を飲んで、夏の湿気や強い紫外線から肌を守りましょう。

亜鉛はスイートコーン、ブロッコリー、アボカドに多く含まれています。不足すると皮膚のバリア機能が低下して、細菌などに感染しやすくなります。

ビタミンAは牛乳に多く含まれていて、皮膚や粘膜を丈夫に保ちます。ブロッコリーやすいかには、体内でビタミンAに変わるβ-カロテンが豊富です。

ビタミンB_2とビタミンB_6は、皮膚の新陳代謝を高めて抵抗力をつけるのに役立ちます。ビタミンB_2は牛乳、スイートコーン、アボカドに、ビタミンB_6はスイートコーン、バナナ、アボカドに多く含まれています。

ビタミンCには、免疫力を強化する働きがあり、キャベツ、ブロッコリーに含まれています。

秋のジュース

ヨーグルト（プレーン）＋さつまいも＋大豆の水煮＋抹茶

材料

ヨーグルト（プレーン）
…40ｇ（大さじ２1/2）
さつまいも
…30ｇ（1/10本）
大豆の水煮…30ｇ
抹茶…小さじ１
はちみつ…小さじ１
水…100㎖

作り方

さつまいもは柔らかくなるまで、水からゆでる。すべての材料をミキサーに入れて撹拌する。

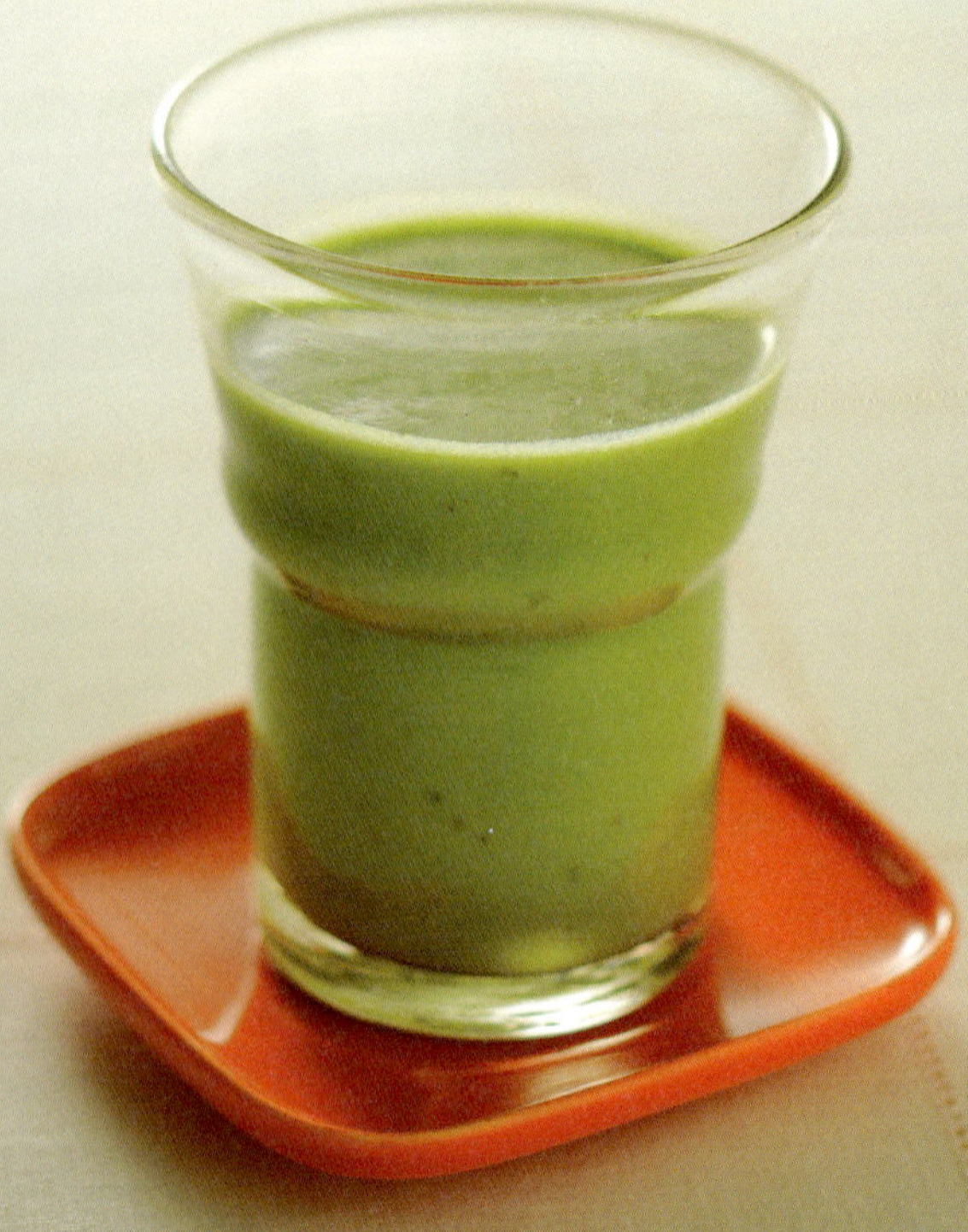

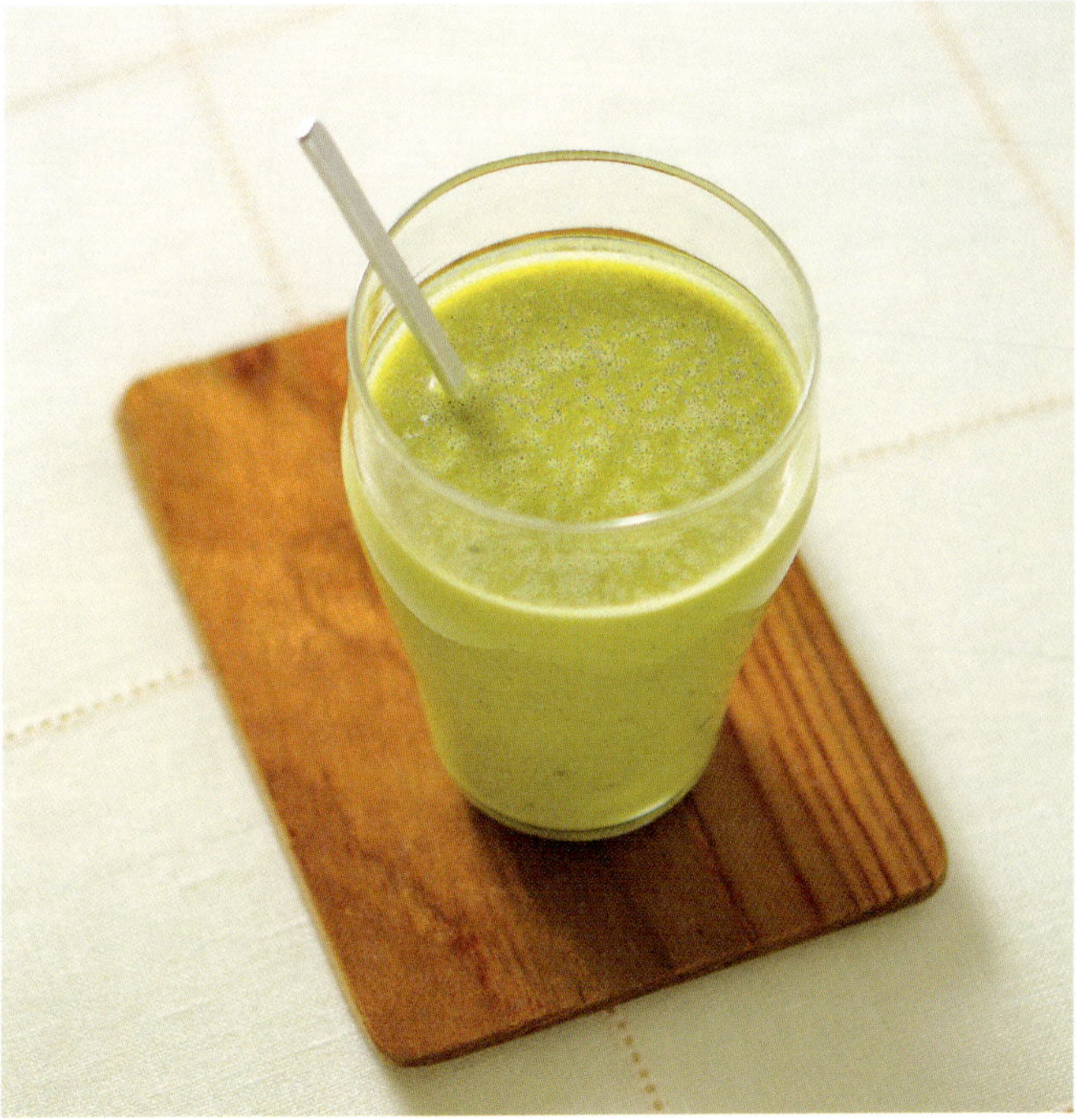

ヨーグルト（プレーン）＋かぼちゃ＋バナナ＋抹茶

材料

ヨーグルト（プレーン）
…40g（大さじ2 1/2）
かぼちゃ…40g（4㎝角強）
バナナ…40g（1/4本）
抹茶…小さじ1
はちみつ…小さじ1
水…90㎖

作り方

かぼちゃは電子レンジで柔らかくなるまで加熱する。
すべての材料をミキサーに入れて撹拌する。

〈秋のジュース〉の秘密

夏に蓄積されたメラニンがシミにならないよう、肌の新陳代謝を活発に

秋は日差しが柔らかく、朝晩も涼しくて過ごしやすい時期です。過ごしやすい季節ではありますが、暑かった夏の疲れがどっと出るときでもあります。

実は、肌にも同じことがいえるのです。

というのも、夏の間に紫外線をたっぷり浴びた肌は、メラニンが蓄積している状態。場合によっては、メラニンがシミやそばかすになってしまいます。

肌の新陳代謝がスムーズにいけば、メラニンは皮膚からはがれ落ち、シミやそばかすはつくられません。ところが、これがうまくいかなくなると、メラニンはそのまま肌の内部に残り、色素沈着を起こしてシミやそばかすとなってしまうのです。

その根底には、肌の栄養不足が影響しています。

夏の間、暑さで食欲がなかったり、冷たいものばかり食べていると栄養バランスが乱れ、肌の新陳代謝がうまくいきません。

そこで、夏のダメージを1日も早くリセットして、肌の新陳代謝を活発にするために、〈秋のジュース〉を飲みましょう。

ジュースに入っているヨーグルト（プレーン）やかぼちゃには、抗酸化ビタミンのビタミンAが豊富。肌の新陳代謝に影響をおよぼす活性酸素を消去する働きがあります。

ヨーグルト、さつまいも、大豆、バナナには、肌をつくる糖質、脂質、たんぱく質の代謝に関わるビタミンB_1、ビタミンB_2、ビタミンB_6が含まれています。

抹茶に多く含まれているビタミンEは、肌に栄養を運ぶ血液の流れを良くします。肌のすみずみまで栄養分を行き届かせて、新陳代謝を促しましょう。

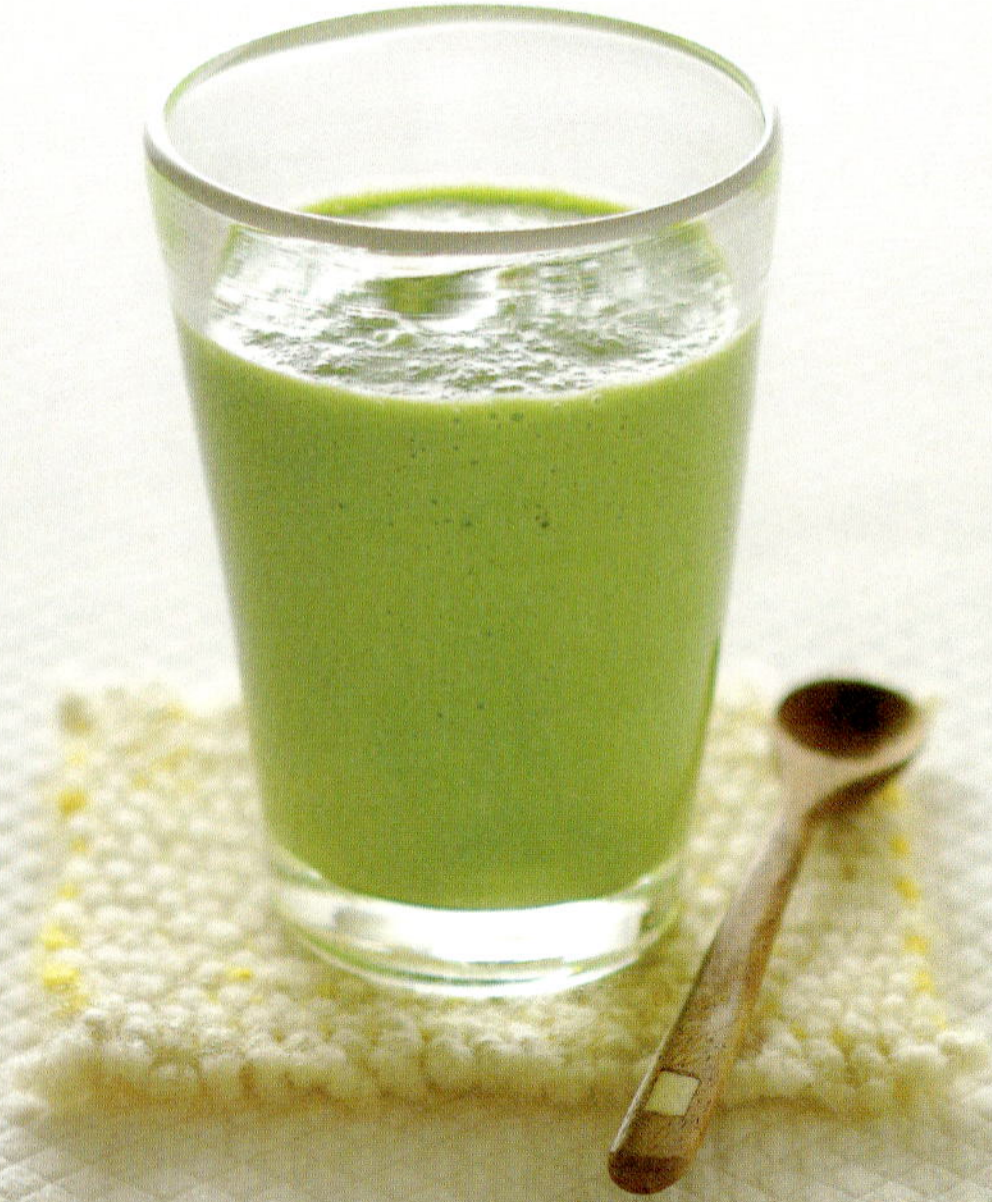

冬のジュース

牛乳＋小松菜＋水菜＋アボカド＋オリーブ油

材料

牛乳…140㎖
小松菜…20ｇ（1/2株）
水菜…25ｇ（1/4株）
アボカド…20ｇ（1/10コ）
オリーブ油…小さじ１
はちみつ…小さじ１

作り方

すべての材料をミキサーに入れて撹拌する。

牛乳＋かぼちゃ＋ブロッコリー＋アボカド＋オリーブ油

材料

牛乳…140㎖
かぼちゃ…40g（4㎝角強）
ブロッコリー…40g（3房）
アボカド…10g（1/20コ）
オリーブ油…小さじ1

作り方

かぼちゃ、ブロッコリーは電子レンジで柔らかくなるまで加熱する。
すべての材料をミキサーに入れて撹拌する。

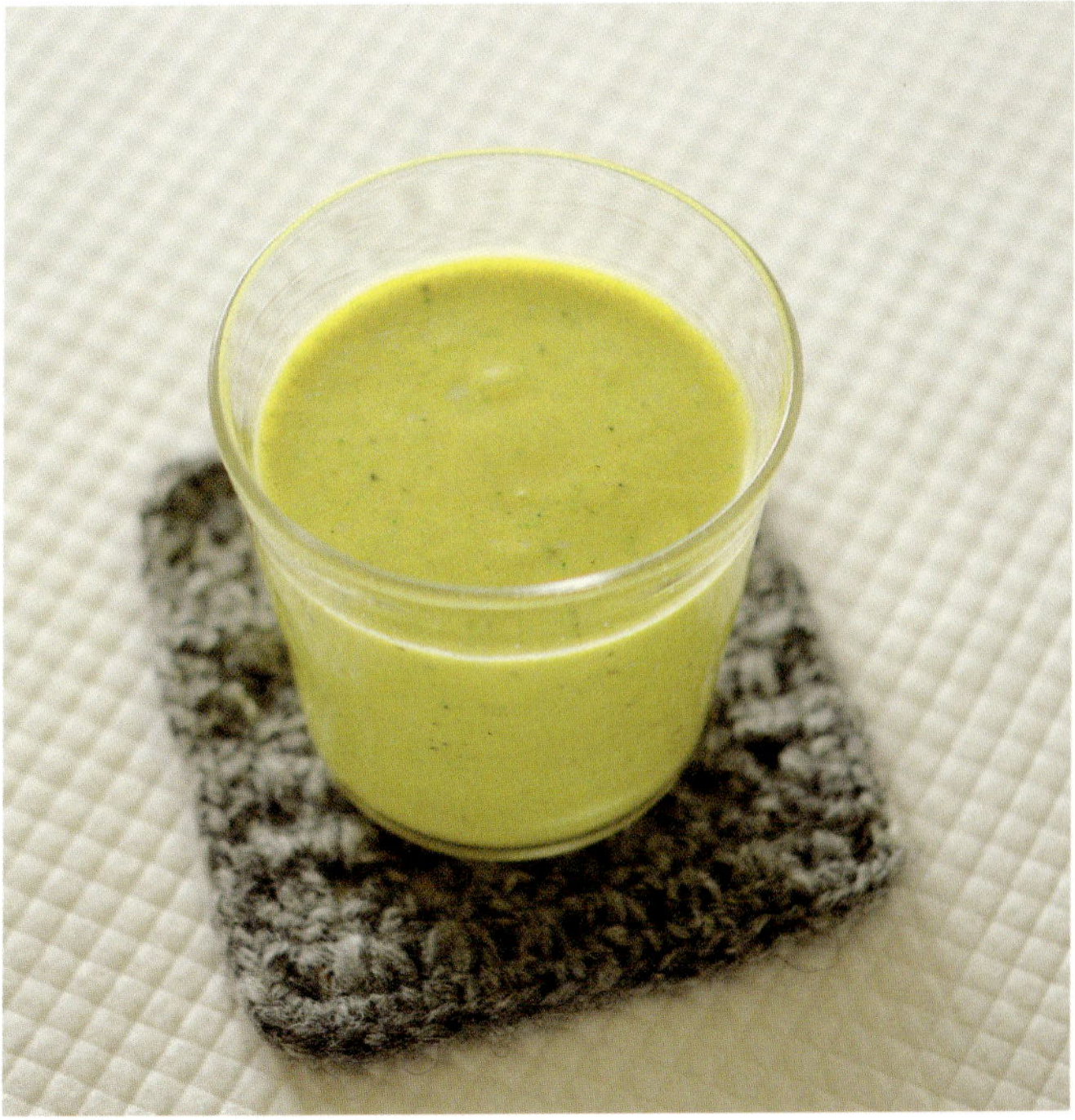

〈冬のジュース〉の秘密

血行を良くして、乾燥が原因で起きる皮膚トラブルを予防

冬は冷たい風、冷たい空気、そして冷たい水が、脂腺や汗腺の働きを鈍らせます。その結果、皮膚の表面の皮脂が少なくなっていきます。

家事や手洗いでお湯を使う機会が多くなる季節ですが、これも皮膚にとっては逆境となります。お湯は必要以上に皮膚から皮脂を奪い取ってしまうのです。

そのうえ、外気や暖房のきいた部屋の乾いた空気が追い打ちをかけ、肌はますます乾燥していきます。

このカサカサ状態を放っておくと、やがて皮膚の弾力がなくなることに。その結果、肌はハリを失って、シワができやすくなってしまうのです。

保湿クリームを塗るなど、外側からの保湿ももちろん大切ですが、それ以上に内側

からのケアも重要です。

〈冬のジュース〉で皮膚の血液循環を促し、乾燥が原因で生じる皮膚トラブルに対して抵抗力をつけましょう。

皮膚の抵抗力を高めるのに必要な栄養素はビタミンAです。

ビタミンAが不足すると、肌の皮脂膜が減って乾燥が進んだり、肌表面の新陳代謝がうまくいかずに保湿能力が低下します。

ビタミンAは、牛乳や小松菜、水菜、かぼちゃに多く含まれています。

ビタミンEも、冬の寒さから皮膚を守るためには欠かせない栄養素です。皮膚の血管を広げて、血液循環を良くします。しもやけや冷え症などの予防にもなるビタミンです。

ビタミンEは、かぼちゃ、ブロッコリー、アボカド、オリーブ油に多く含まれています。

〈冬のジュース〉に限っては、温めて飲むのもおすすめ。カラダが温まり、さらに血行が良くなります。

年末年始のジュース

大根＋キャベツ＋りんご（皮つき）＋ヨーグルト

材料

大根…30ｇ（3㎝）
キャベツ…20ｇ（1/2枚）
りんご（皮つき）
…40ｇ（1/7コ）
ヨーグルト
…40ｇ（大さじ２1/2）
はちみつ…小さじ１

作り方

すべての材料をミキサーに入れて撹拌する。

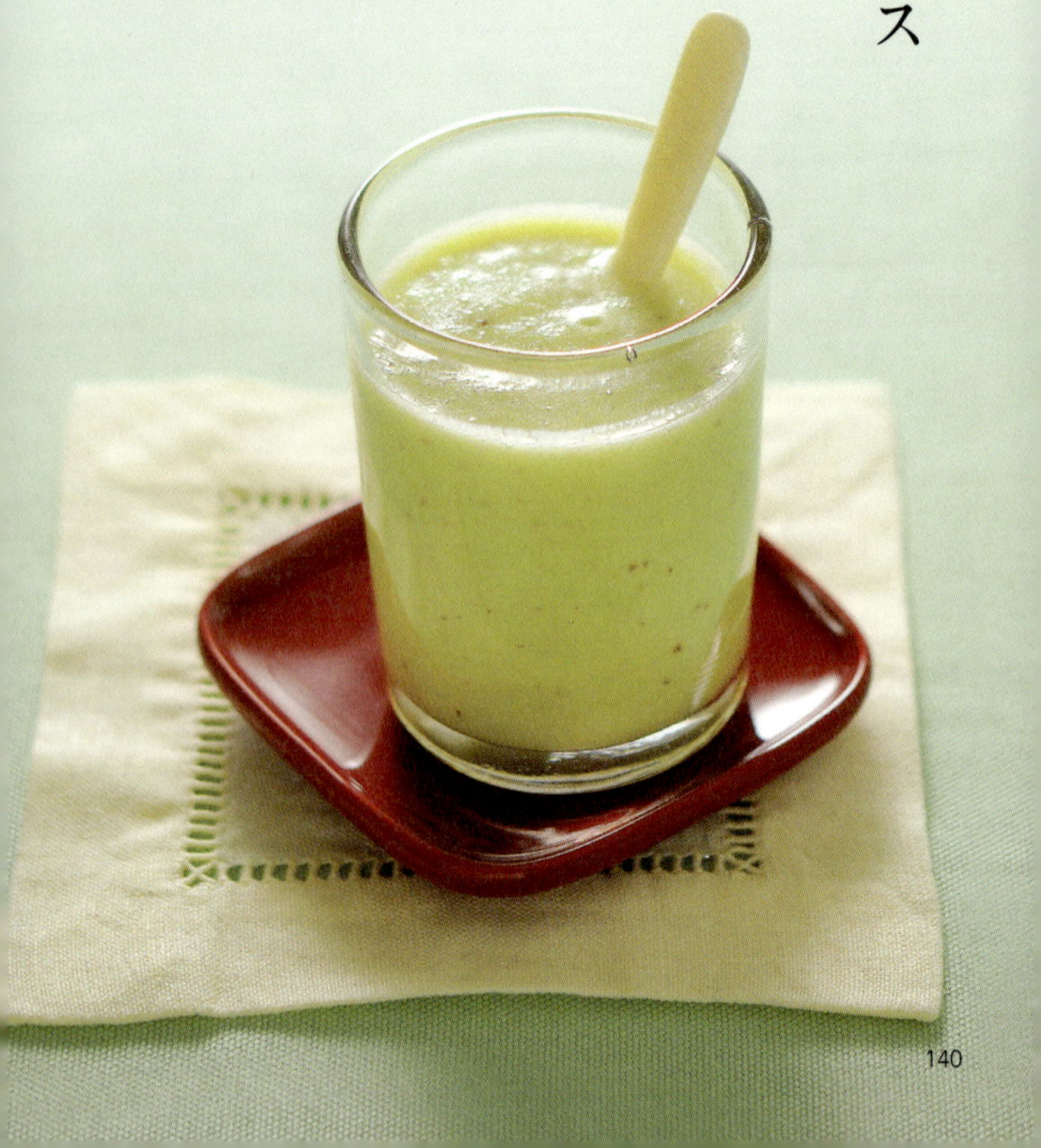

〈年末年始のジュース〉の秘密

疲れた胃腸をリセットして若返りましょう

年末年始は、宴会やパーティーが続き暴飲暴食になりがちです。食べ疲れ、飲み疲れで働きが弱くなった胃腸や肝臓は、栄養の消化・吸収・代謝がうまくできなくなり、肌が栄養不足になりかねません。そんなときこそ、消化に優しいジュースは最適です。

大根には消化酵素であるアミラーゼやオキシターゼが豊富。キャベツに含まれるビタミンUは、胃腸の粘膜の新陳代謝を高めます。

そのうえ、大根の皮やキャベツに多く含まれているビタミンCは、二日酔いの原因物質、アセトアルデヒドの分解を促進してくれるのです。

りんごに含まれる食物繊維のペクチンは、腸内の善玉菌を増やします。善玉菌がいっぱいのヨーグルトと力を合わせ、腸内環境を整えてくれます。

人生の活動源として

いま要求される新しい気運は、最も現実的な生々しい時代に吐息する大衆の活力と活動源である。

文明はすべてを合理化し、自主的精神はますます衰退に瀕し、自由は奪われようとしている今日、プレイブックスに課せられた役割と必要は広く新鮮な願いとなろう。

いわゆる知識人にもとめる書物は数多く窺うまでもない。

本刊行は、在来の観念類型を打破し、謂わば現代生活の機能に即する潤滑油として、逞しい生命を吹込もうとするものである。

われわれの現状は、埃りと騒音に紛れ、雑踏に苛まれ、あくせく追われる仕事に、日々の不安は健全な精神生活を妨げる圧迫感となり、まさに現実はストレス症状を呈している。

プレイブックスは、それらすべてのうっ積を吹きとばし、自由闊達な活動力を培養し、勇気と自信を生みだす最も楽しいシリーズたらんことを、われわれは鋭意貫かんとするものである。

―創始者のことば―　小澤和一

著者紹介

[著者] 森由香子〈もり ゆかこ〉

管理栄養士。日本抗加齢医学会指導士。

福島県相馬生まれ。東京農業大学農学部栄養学科卒業。2005年より、東京・千代田区のクリニックにて、入院・外来患者の血液検査値の改善にともなう栄養指導、食事記録の栄養分析、ダイエット指導などに従事している。また、フランス料理の三國清三シェフとともに、病院食や院内レストラン「ミクニマンスール」のメニュー開発、料理本の制作などを行う。抗加齢指導士の立場からは、〈食事からのアンチエイジング〉を提唱している。

[料理] 川上文代〈かわかみ ふみよ〉

デリス・ド・キュイエール川上文代料理教室主宰。料理研究家。

千葉県館山生まれ。大阪阿倍野辻調理師専門学校卒業後、同校職員として12年間勤務。その間、フランスの三ツ星レストラン「ジョルジュ・ブラン」での研修をはじめ、辻調理師専門学校・大阪校、フランス・リヨン校、エコール辻東京にてプロ料理人の育成にあたる。

1996年、デリス・ド・キュイエール川上文代料理教室を開設。本格的なフレンチ、イタリアンから、基本の家庭料理、お菓子作りまで、幅広いカリキュラムと少人数制のアットフォームな教室として人気がある。

老《ふ》けない人《ひと》の朝《あさ》ジュース　青春新書 PLAYBOOKS

2015年 8月10日　第1刷

著者　森《もり》由《ゆ》香《か》子《こ》

料理　川《かわ》上《かみ》文《ふみ》代《よ》

発行者　小澤源太郎

責任編集　株式会社プライム涌光

電話　編集部　03(3203)2850

発行所　東京都新宿区若松町12番1号 〒162-0056　株式会社青春出版社

電話　営業部　03(3207)1916　振替番号　00190-7-98602

印刷・大日本印刷　製本・フォーネット社

ISBN978-4-413-21045-4